HISTOIRE

DE

L'ÉPIDÉMIE DE MÉNINGITE

CÉRÉBRO-SPINALE

OBSERVÉE A STRASBOURG EN 1840 ET 1841,

PAR

GABRIEL TOURDES,

PROFESSEUR DE MÉDECINE LÉGALE A LA FACULTÉ DE STRASBOURG.

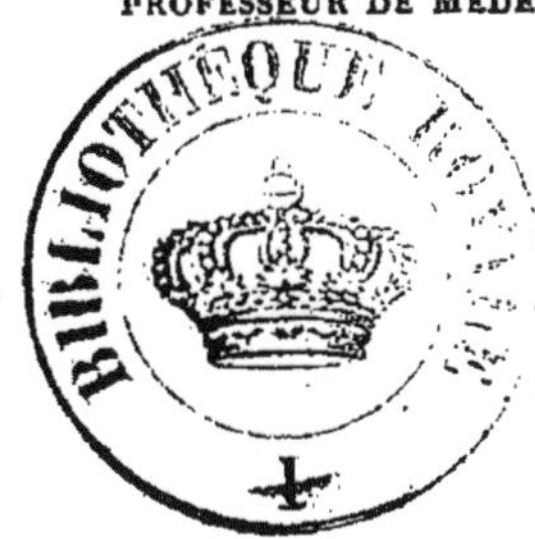

STRASBOURG,

CHEZ DERIVAUX, LIBRAIRE, RUE DES HALLEBARDES, 24.

PARIS,

CHEZ J. B. BAILLIÈRE, RUE DE L'ÉCOLE-DE-MÉDECINE, 17.

1842.
1845

HISTOIRE

DE

L'ÉPIDÉMIE DE MÉNINGITE

CÉRÉBRO-SPINALE.

OBSERVÉE A STRASBOURG EN 1840 ET 1841.

Une épidémie remarquable a régné à Strasbourg en 1840 et 1841 ; elle n'a frappé que peu de victimes : mais la violence extraordinaire de la plupart des cas contrastait avec leur petit nombre. Les symptômes révélaient une perturbation profonde des fonctions du cerveau et de la moelle épinière ; l'autopsie cadavérique démontrait à la surface de ces organes, dans le réseau vasculaire qui les enveloppe, les produits d'une incontestable inflammation. La dénomination de *méningite,* ou plus rigoureusement de *pie-mèrite cérébro-spinale,* est l'expression exacte des des lésions dynamiques et matérielles qui caractérisaient cette redoutable affection. Trop souvent au-dessus des ressources de l'art, elle a présenté dans son origine, comme tant d'autres épidémies, un côté mystérieux que l'examen attentif des causes n'a pu complétement éclaircir. A divers titres, cette maladie singulière qui ajoute un nouveau fait aux exemples si rares d'inflammations épidémiques des centres nerveux, mérite l'attention des médecins. Ayant recueilli de nombreuses observations et profitant des ren-

1.

seignements que je dois à mes confrères, je vais essayer de tracer son histoire.

Ce travail sera ainsi divisé : 1° historique ; 2° étiologie ; 3° symptomatologie ; 4° anatomie et chimie pathologiques ; 5° siége et nature ; 6° traitement.

I. HISTORIQUE.

Cette première section comprendra le tableau des principales épidémies de méningite et l'historique de l'épidémie de Strasbourg.

1° HISTORIQUE DES ÉPIDÉMIES DE MÉNINGITE.

La connaissance du passé est d'une grande importance dans l'étude des épidémies ; il est utile de rapprocher les histoires des maladies de même nature, de comparer les circonstances dans lesquelles elles ont pris naissance, de mettre en parallèle leur marche, leurs symptômes, leur durée, l'étendue de leurs ravages, les moyens qui ont servi à les combattre ; cet examen conduit à une appréciation plus exacte de leurs causes, et fournit des bases plus solides à la prophylactique et au traitement. Mais le rapprochement des faits n'est vraiment fécond en inductions de quelque valeur, que si la comparaison est établie entre des épidémies de même genre. Il faut qu'une analyse sévère écarte toutes les analogies trompeuses. A cette condition seule l'étude de l'historique pourra produire des résultats utiles.

Au premier abord cette tâche semble facile pour les épidémies de méningite ; une affection d'une violence aussi extraordinaire n'est point de nature à passer inaperçue ; les symptômes et les lésions anatomiques ont une signification positive; rien n'autorise à croire que ce soit une maladie nouvelle. Tout devrait donc être empreint d'évidence dans l'histoire de ces épidémies, et cependant nous rencontrerons à chaque pas des doutes et des incertitudes; trop souvent des difficultés insurmontables nous empêcheront d'établir d'une manière positive la réalité de la méningite.

Une première remarque frappe celui qui parcourt l'histoire des épidémies anciennes. En aucun endroit on ne trouve inscrit le nom de la méningite cérébro-spinale, nulle part on ne découvre une dénomination indiquant d'une manière directe le véritable siége de la maladie. C'est dans la description des épidémies de fièvre cérébrale, d'encéphalite, de céphalée maligne, de phrénésie, de fièvres ataxique, maligne, pernicieuse, pétéchiale, amphymérine, vermineuse, typhoïde, que l'on doit rechercher les faits qui se rapportent à la maladie qui nous occupe.

Sprengel, dans son *Histoire de la médecine*, ne lui accorde aucune mention spéciale; tout au plus on peut interpréter un de ses passages comme indiquant qu'il en a reconnu l'existence [1].

Les leçons sur les épidémies, de Fodéré[2], ne renferment aucune description particulière de la méningite; le tableau des fièvres inflammatoires ardentes, des inflammations des différents organes, des maladies de la tête dépendant d'une congestion sanguine, ne présente aucun des traits qui caractérisent cette affection; ce qu'il dit de spécial sur l'arachnitis des modernes ne se rapporte qu'à l'hydrocéphale. Il rappelle que Rasori à Gênes, Marcus en Prusse, ont constaté, par un grand nombre d'autopsies dans les ma-

---

[1] Sprengel, *Histoire de la médecine*, t. III, p. 147.

[2] Fodéré, *Leçons sur les épidémies*, t. I, p. 197; t. IV, p. 124.

ladies typhoïdes, l'état inflammatoire des membranes du cerveau et de la moelle épinière; il indique l'induration ou le ramollissement de ces organes, sans faire mention de l'accumulation caractéristique du pus à leur surface.

Les recherches de Parent-Duchatelet et de M. Martinet sur l'inflammation de l'arachnoïde cérébrale et spinale; le traité de M. Olivier d'Angers sur les maladies de la moelle épinière ne contiennent rien sur la méningite épidémique.

C'est dans l'ouvrage d'Ozanam que se trouvent réunis les documents les plus nombreux. Cet auteur ne décrit point d'une manière spéciale la méningite cérébro-spinale épidémique, dont il ne prononce pas même le nom, mais il rassemble, à l'article *Encéphalite* ou *Fièvre cérébrale*[1], toutes les maladies épidémiques qui ont eu l'encéphale pour siége. Quelques-unes d'entre elles ont avec la méningite des traits d'une ressemblance incontestable; d'autres en diffèrent essentiellement. L'absence ou l'imperfection de l'anatomie pathologique se fait sentir dans toutes ses descriptions. Lorsqu'il les résume dans un tableau d'ensemble, on n'y trouve point l'expression exacte des symptômes de cette maladie; on cherche en vain à l'article de l'autopsie les lésions caractéristiques de la pie-mère; on n'y rencontre qu'une vague indication de l'inflammation des méninges. Plusieurs traits de la méningite s'observent au contraire dans les pages consacrées à l'histoire générale du typhus[2]. Ozanam signale des douleurs partielles dans le dos, dans les membres, des contractions tétaniques; il place parmi les caractères anatomiques, une vive inflam-

---

[1] Ozanam, *Histoire des maladies épidémiques*, t. II, p. 117.

[2] *Ibid.*, t. III, p. 206 et 212.

mation du cerveau, les méninges injectées, l'arachnoïde rouge et parfois recouverte d'*une lymphe coagulée ayant l'apparence d'une légère couche de pus.* Il est à croire, en effet, ainsi que nous le verrons plus tard, que la méningite a été plus d'une fois confondue avec le typhus.

Jetons maintenant un coup d'œil sur l'histoire particulière des épidémies dans lesquelles les centres nerveux ont été le siége des phénomènes principaux ; cherchons à déterminer, en n'admettant que les analogies certaines, celles qui ont été véritablement constituées par la méningite ou dans lesquelles cette maladie a apparu comme complication.

L'épidémie d'Abdère, la plus ancienne que rapportent les auteurs, éclata, d'après Lucien, d'une manière subite, sous l'influence d'un soleil ardent, pendant que les citoyens assistaient à la représentation d'une pièce d'Euripide. L'insolation agissant sur des cerveaux surexcités avait donné naissance à un délire furieux, qui par ses causes comme par sa marche, ne ressemblait nullement aux épidémies qui ont régné de nos jours.

Rien né prouve que l'on doive rapporter à la méningite la typhomanie ou phrénésie maligne, *cephalitis ægyptiaca,* qui au dire de Prosper Alpin, était tous les ans occasionné en Égypte par l'action des vents du midi [1].

Sauvages [2] fait mention d'une phrénésie calenture, caractérisée par un délire aigu, et qui avait pris naissance sous l'influence de violentes chaleurs ; elle régna en France au commencement du quatorzième siècle. *Ce-*

---

[1] Sauvages, *Nosologie,* t. I, p. 484.

[2] *Ibid.,* p. 462.

phalitis epidemica anno 1510. Rivière , ajoute-t-il [1], décrivit une épidémie analogue sous le nom de *fièvre maligne* ; mais les symptômes se rapportent évidemment au typhus (*Delirium, subsultus tendinum, lentores nigri circa dentes, lingua scabra, nigra, exusta*).

Rhumelius a été l'historien de trois épidémies, en 1505, 1510 et 1517. Si plusieurs symptômes, la céphalalgie, les douleurs dans les membres, le délire, les convulsions ont avec la méningite quelques traits de ressemblance, d'autres phénomènes, au contraire, la toux, les crachements de sang, les parotides mortelles indiquent une affection différente.

Forestus [2] a décrit, d'après une lettre de Livinus Sanderius, une épidémie qui a régné en Savoie et en France dans l'année 1545. Cette affection nommée *trousse galant*, parce qu'elle attaquait surtout les jeunes gens, était caractérisée par le délire, la douleur des reins et de la tête, et par une complication vermineuse. Sauvages lui a donné le nom de *cephalitis verminosa*. Sa ressemblance avec la méningite m'engage à citer quelques lignes de la lettre de Sanderius. « Accidentia fere hæc sunt aut continua vigilia, « quæ ægrum ad phrenitidem tandem ducit, aut conti- « nuus sopor qui in lethargum transit; dolor plerumque « capitis adest in principio et renum calor cum lassitudine « totius ; verminum maxima copia qui vivi per os evo- « muntur, non sine magno cruciatu ; .... Plerisque exan- « themata erumpunt. In hujus febris curatione *nihil præ- « stantius invenimus quam mittere sanguinem usque ad*

---

[1] *Ibid.*, p. 486.

[2] *Observat. et curat. medicin. de febribus publice grassantibus lib. sextus.* Lugd. Batav. anno CIↃ. IↃ. XCI , p. 3o.

« *animi deliquium*.... Morbus hic quarto die terminatur
« aut undecimo. » Cette description de SANDERIUS suffit pour
faire reconnaître des analogies nombreuses, mais elle con-
tient trop peu de détails pour établir l'identité.

OZANAM signale une épidémie d'encéphalite qui se ma-
nifesta en 1555 en Silésie, à la suite d'un hiver rigoureux
et y fit beaucoup de victimes; il rapporte qu'en 1557 et
1559, elle se combina aux fièvres catarrhales qui parcou-
raient l'Europe, frappa particulièrement les enfants, et à
son déclin attaqua surtout les classes aisées. Ces maladies,
par leur marche, par leurs principaux symptômes, par
la vaste étendue des pays auxquels elles se sont propagées,
paraissent n'avoir été autre chose que des fièvres catarrhales et des typhus. A la même époque une céphalée épidémique envahit la Sicile (INGRASSIAS). Ici, ressemblances
plus nombreuses : vertiges, douleurs de tête atroces, durée
de quatre jours au plus. En 1571, même épidémie dans la
Haute-Saxe et la Bavière; l'année suivante dans le canton
de Berne : fièvre compliquée de vomissements, de chaleur
brûlante, d'épistaxis, d'urines troubles et fétides. En
1580 la céphalée se réunit aux affections catarrhales qui
ravagent l'Europe; elle enlève dix mille personnes à Rome,
douze mille à Madrid, deux mille à Venise. Sans doute
ces épidémies se sont accompagnées de désordres graves
dans les fonctions du système nerveux; mais les descriptions des auteurs y montrent le mélange de symptômes
de toute nature, et la marche générale écarte encore la sup-
position d'une méningite.

Parmi les caractères que FÉLIX PLATER [1] assigne à la céphalée maligne, qui régna à Bâle en 1588, il signale un

---

[1] *Prax*, t. second. Cap. 2 de febrib. Basileæ. 1656.

mal de tête atroce, le délire, les nausées, une éruption de taches violettes, la mort du septième au douzième jour, la lenteur de la convalescence. Beaucoup de personnes, notamment des hommes robustes, succombèrent. Il est à regretter que l'anatomie pathologique n'ait point fixé la valeur de symptômes, qui ont plusieurs traits de ressemblance avec ceux de la méningite. Une affection semblable se déclara en 1598 à Fischbach et à Lutzelbourg, où elle fit beaucoup de victimes.

Ozanam fait encore mention, d'après Pasquier, d'une épidémie d'encéphalite qui se déclare en 1646 dans les armées françaises catholiques et protestantes. Un simple extrait de ce passage prouve l'absence de toute analogie. « Il s'est mis une maladie nouvelle dans les deux armées « qui les a ruynées l'une et l'autre; le mal leur prenait en « la tête; vous eussiez jugé qu'ils estayent furieux et ne « sentaient de prime face leur mal, dansaient et sautaient « disant qu'ils n'étaient malades... Après on était contraint, « à cause de leur grande faiblesse, de les coucher, d'où ils « ne voulaient bouger, croyant qu'ils estaient attachés, les « uns au chevet, les autres au lict. Ce mal a duré trois ou « quatre mois, pendant lesquels peu se sont sauvés. »

Il est impossible de rapporter à la méningite épidémique les fièvres que Willis [1] a observées à Londres en 1664. Début obscur, grande prostration des forces, gastricisme, vertiges, tintement d'oreilles, soif, sécheresse de la langue, sueurs rares dans la première période ; phrénésie ou soporosité, mouvements convulsifs, soubresaut des tendons, selles copieuses et fétides, pustules aqueuses et engorgement des glandes du cou, dans la seconde période, surve-

[1] *Pathol. cerebri. tract. de morbis convuls.*, p. 45. Amst. CIƆ. IƆC. LXXXII.

nant le huitième jour ; à l'autopsie ᾳ « Vasa meningas per-
« reptantia sanguine plurimum turgescere conspiciebantur ;
« menbranæ pluribus in locis sanguine extravasato suffusæ,
« colore atro purpureæ, ventriculi aquâ limpida repleti. »
On ne voit point mentionnée la lésion caractéristique de la
pie-mère qui certes n'eût pas échappé à l'illustre auteur de
l'*Anatomie du cerveau*.

Nous arrivons à un observateur dont le génie pratique
fournit à la science des données d'une valeur plus grande.
Deux des constitutions épidémiques de SYDENHAM présentent à des degrés différents quelques traits de ressemblance
avec la méningite telle qu'elle est apparue de nos jours.

SYDENHAM [1] rapporte que les fièvres continues des années
1661 à 1664 se compliquaient fréquemment d'une phrénésie caractérisée par un violent délire, et qui frappait d'une
manière particulière les jeunes gens sanguins et robustes.
Ici comme dans la méningite, il y a des symptômes cérébraux d'une vive acuité ; mais l'examen attentif des passages de SYDENHAM démontre bientôt les différences. La
durée de la maladie est plus longue , sa terminaison moins
souvent mortelle, les symptômes moins aigus et non com-
pliqués de ces accidents terribles qui annoncent la lésion
de la moelle épinière. Quel tableau plus frappant n'eût pas
inspiré à SYDENHAM une affection d'une violence aussi extraordinaire ! Il a observé des complications cérébrales
d'une grande intensité, et non une méningite épidémique.
Il est utile cependant de faire connaître les préceptes remarquables sur lesquels il base le traitement de cette phrénésie. « In hoc casu , *liberiori manu* quam supra indulsi

[1] SYDENHAM , *Op. medic.* Genève 1723, t. I, p. 40.

« *ad venæ sectionem.*, clysteres ac medicamenta refrige-
« réntia me accingo , verno tempore præsertim.... atque
« talibus remediis utens ægrum eousque sustinere conor,
« donec in diuturnitatem aliquam affectus excurrat , quo
« tempore non admodum difficile erit eum et a morbo et
« a symptomate unâ eademque opera liberare , quod fiet
« *narcoticum aliquod medicamentum* in largiori paulo
« dosi exhibendo. »

La fièvre continue des années 1673 à 1675 [1] offre des
analogies beaucoup plus frappantes avec la méningite cérébro-spinale : « Et plurimum afficiebatur æger *dolore*
« *capitis et dorsi satis atroci*, stupore item et dolore arti-
« culorum , artuumque tensivo... lingua nec sicca , *nec*
« *colore naturali multum recedens,* nisi quod magis albe-
« ret ; neque sitis multum augebat ... eminebat affectus
« quidam comati haut dissimilis , quo correptus æger
« obstupebat delirebat que. » Quelquefois la marche de la
maladie était tellement prompte, que la mort survenait
le troisième ou le quatrième jour ; le plus souvent cependant elle tardait davantage. La convalescence était longue et difficile. « Aderant signa quæ caput plurima fuisse
« passum ostenderent. » En général cependant cette affection était d'une gravité moindre que nos méningites ; elle
était compliquée de quelques autres symptômes, et moins
rebelle au traitement. Il est intéressant de comparer les
moyens thérapeutiques que propose Sydenham à ceux qu'on
a employés de nos jours. « Hunc itaque cursum institui :
« sanguinem e brachii venis mittendum..., ante omnia
« curabam , atque fere eodem tempore emplastrum epis-

---

[1] *Ibid.* t. I, p. 136-137.

« pasticum bene largum nuchæ applicandum. Die proximo
« clysterem lenitivum... » Quand ces moyens n'avaient pu
calmer la violence des symptômes, il abandonnait pendant
quelque temps la maladie aux forces de la nature. « Quod
« mihi semper melius cessit quam evacuationem qualem-
« cumque violentiorem moliri. » Et ailleurs : « Dictum
« symptoma post usurpatas evacuationes generales... Solo
« tempore feliciter solebat vinci. » Il préfère beaucoup les
saignées aux sudorifiques : presque toujours, après l'usage
de ces derniers, on voyait naître des symptômes de mauvaise nature, et la maladie avait une issue fatale.

Une des affections cérébrales les plus semblables à la
méningite, a été décrite par COLLADO sous le nom de
phrenitis apyreta. Cet auteur assure, dit SAUVAGES [1], avoir
vu certains malades qui présentaient tous les symptômes de
la phrénésie, à l'exception de la fièvre, et qu'ayant ouvert
le cadavre de l'un d'eux, il trouva le cerveau et les méninges enflammés.

En 1674, à la suite de famines et de longues guerres,
une épidémie cruelle ravagea Strasbourg ; des vomissements, du délire, une céphalalgie atroce, une profonde
soporosité caractérisaient cette maladie, qui se terminait
fatalement du neuvième au dix-septième jour (SCHERPF) [2].
Les symptômes gastriques, les pétéchies, l'intensité de la
fièvre, doivent faire rapporter cette maladie au typhus.
Aucun exemple de méningite cérébro-spinale n'apparaît
dans l'histoire de ces cruelles épidémies [3], qui, dans les

[1] *Ibid.*, t. I, p. 461.

[2] OZANAM , t. III, p. 140.

[3] *Essai sur la mortalité de Strasbourg,* par CH. BOERSCH , p. 78 à 158.
Thèses de la faculté de Strasbourg. 1836.

temps anciens, décimèrent tant de fois la population de Strasbourg.

C'est aux typhus, c'est aux inflammations catarrhales qui ont ravagé l'Europe dans ces temps de misère et de perturbations sociales, qu'il faut certainement rapporter la plupart des prétendues épidémies d'encéphalite. Telle est l'épidémie que WEPFER a observée à Schaffhouse en 1691 ; la fièvre épidémique vermineuse qui a régné dans la Bresse en 1667 et dont BONNET a été l'historien ; l'épidémie du Dannemark en 1686 ; la fièvre contagieuse de Toul en 1715 ; l'affection décrite par OWARD en 1757 ; la fièvre vermineuse de Provence (DARLÜE 1755) ; l'épidémie du Bas-Maine (KENZE 1756). Dans toutes ces épidémies des symptômes cérébraux se sont manifestés avec une violence remarquable, mais des phénomènes d'un autre ordre déterminent la véritable nature de la maladie. La complication vermineuse, qui se présente dans un grand nombre d'entre elles, est loin de constituer une analogie concluante ; elle se rencontre avec une singulière fréquence dans les épidémies les plus diverses.

Les mêmes réflexions s'appliquent à une épidémie qui régna à Bagnarea en 1705, et dans laquelle l'autopsie fit reconnaître l'existence d'une congestion de la pie-mère et de l'encéphale ; même prédominance des phénomènes cérébraux, mouvements convulsifs, coma, tétanos, dans un typhus qui régna à Lille en 1758 (OZANAM).

PRINGLE[1] ne décrit aucune épidémie de phrénésie, mais il constate que cette affection, qui est souvent une maladie d'été provenant de l'ardeur du soleil, n'est limitée

---

[1] *Maladies des armées*, p. 56 et 117.

à aucune saison lorsqu'elle est symptomatique; elle se
manifeste indifféremment dans les fièvres rémittentes, inflammatoires et typhoïdes, et est plus commune aux armées que partout ailleurs. Il préconise surtout contre elle
l'emploi de la saignée et des sangsues aux tempes. Il signale une complication cérébrale assez intense dans les
maladies qui frappèrent l'armée anglaise à Bois-le-Duc.
« La fièvre ardente fut la pire de toutes ; ceux qui en
« étaient attaqués, ressentaient tout à coup de violents
« maux de tête et tombaient souvent en délire. S'ils avaient
« l'usage de la raison, ils se plaignaient de douleurs dans
« le dos et dans les reins. . . Ils vomissaient de la bile avec
« beaucoup d'efforts. » Mais en même temps on observait
une soif excessive, une chaleur brûlante, des douleurs intestinales et « une tendance telle à là putréfaction, que la
« plupart avaient des taches, des pustules et même des
« mortifications presque toujours funestes. »

La méningite a dû s'ajouter encore à d'autres maladies
et accroître leur gravité ; on en voit la preuve dans les
dénominations adoptées par quelques auteurs, phrénésie
miliaire (F. HOFFMAN , SYDENHAM) ; phrénésie morbilleuse
(MORTON) ; phrénésie variolique (SYDENHAM).

Les épidémies d'apoplexie et de léthargie, rapportées
par LANCISI et BAGLIVI, n'ont de commun avec la méningite que le siége de la maladie dans le système nerveux.

L'épidémie qui régna à Aumale en 1757, et que décrivit MARTEAU DE GRANDVILLIERS [1], a été considérée
comme appartenant à la méningite. Si les frissons aux
lombes et entre les deux épaules, si l'état naturel de la

---

[1] *Journal général de médecine*, t. VIII, p. 275, Description des fièvres
malignes , avec inflammation sourde du cerveau , qui ont régné à Aumale.

langue et des urines, l'agitation cruelle, le délire, les convulsions sont de nature à appuyer cette hypothèse, l'absence de nausées, le météorisme de l'abdomen, le flux de ventre colliquatif, les taches brunes de la peau, la mort n'arrivant que le quatorzième ou le vingt-et-unième jour, sont autant de raisons qui doivent la faire rejeter.

Borsieri a reconnu dans une épidémie de typhus, en 1764, l'existence de symptômes cérébraux intenses et l'injection des méninges. Une violente douleur le long de l'épine dorsale dominait parmi les symptômes d'un typhus que Sagar observa en Bohême en 1771. Les épidémies de Lepecq de la Cloture se rapportent évidemment à la même affection.

Des traits de ressemblance bien plus nombreux se retrouvent entre la méningite et la maladie de Munster en Westphalie, en 1788, dont Saalman fut l'historien. Vertiges, douleurs intolérables dans la tête, dans le dos et dans les membres, vers lombrics et ascarides, urines pâles avec un sédiment jaune ou rouge, langue blanche, pouls à peine fébrile, soporosité, délire, mort chez quelques-uns du septième au neuvième jour, traces d'inflammation dans le cerveau et les méninges. Tout porte à croire que Saalman a observé une véritable méningite ; notons cependant des différences importantes : diarrhée, oppression précordiale, éruptions pourprées, hémorrhagies copieuses, douleurs simulant une péripneumonie, quelques symptômes de fièvre catarrhale, la faible proportion des morts, qui ne s'éleva qu'à 52 sur 500, l'absence de mortalité chez les sujets au-dessous de vingt ans, et l'existence d'altérations organiques graves dans la poitrine et le bas-ventre.

Sous le nom de fièvre cérébrale ataxique, M. Vieusseux[1] a décrit une véritable épidémie de méningite, qui
a régné à Genève en 1805. Elle ne se propagea point à une
grande étendue de pays et ne frappa qu'un petit nombre de personnes, mais ses symptômes extraordinaires
excitèrent le plus vif étonnement. La maladie prit naissance à la fin d'un hiver très-froid, et cessa graduellement à l'apparition des chaleurs. Au mois de janvier
deux enfants meurent en vingt-quatre heures; du 10 au
12 février, quatre autres d'une même famille succombent en moins de seize heures. Jusqu'au 8 mai, trente
personnes périssent à Genève, et quelques autres dans les
environs. Les enfants et les jeunes gens sont surtout frappés. Les personnes au-dessus de trente ans forment à peine
un dixième des malades. Les principaux symptômes sont
les suivants : Violents maux de tête, vomissements, roideur
dans l'épine du dos, convulsions chez les enfants, marche·
extrêmement rapide; d'autres fois cependant prolongation
des phénomènes qui suivent le cours d'une fièvre bilieuse
ou affectent le type intermittent, de sorte qu'on aurait
pu prendre la maladie pour une fièvre pernicieuse tuant
au premier accès. A l'autopsie on rencontre le plus souvent
un engorgement sanguin du cerveau (ce qui n'est pas aussi
concluant que les symptômes), mais il n'existe aucune altération particulière des autres organes ; M. Vieusseux a constaté que les intestins étaient sains. On employa les vomi-
tifs à assez haute dose, les émissions sanguines, les purgatifs ; rarement l'état du pouls semblait indiquer une
saignée. Le quart des malades succomba ; et cependant la

----

[1] *Journal de médecine de* Corvisart, Leroux et Boyer, t. XI, p. 164.

mortalité générale ne fut pas augmentée. Du 10 février au 10 mai, elle fut de 218 en 1803, de 245 en 1804, de 255 en 1805, pendant l'épidémie. Il sera intéressant de comparer ces résultats à ceux qu'a présentés pendant le règne de la méningite le mouvement de la population de Strasbourg.

En juillet 1808, les troupes anglaises, occupant Melizzo en Sicile, furent décimées par une épidémie qui s'était développée sous l'influence d'un soleil ardent. Vertiges, céphalagie, face rouge ou pâle, suivant la durée des prodromes, pouls fréquent, vibrant et plein, yeux étincelants, photophobie, nausées et parfois vomissements bilieux, somnolence, point de délire phrénétique; épanchements séreux entre les méninges, et à leur surface couche de substance semblable à celle que l'on trouve sur les membranes enflammées : tels sont les caractères que BOYLE assigne à cette maladie. Ici la méningite est directement produite par l'action du soleil, bien différente dans sa cause, sa marche et ses symptômes des pie-mérites épidémiques observées de nos jours. Rien ne prouve qu'il y ait eu en même temps inflammation de la pie-mère rachidienne.

L'épidémie que M. JOUILLETON a signalée en 1810 à Gueret, parmi les prisonniers espagnols, et que M. OZANAM range parmi les encéphalites, me paraît n'avoir été autre chose qu'un typhus accompagné d'éruption miliaire et de symptômes cérébraux d'une grande intensité [1].

Les Mémoires de l'ancienne société royale de médecine ne contiennent aucun exemple de méningite cérébro-spinale épidémique. L'académie royale de médecine a réuni tous les documents que l'on possédait sur les épidémies de

---

[1] *Journal de médecine de* CORVISART, etc., t. XXI, p. 407.

France depuis la fin du dix-huitième siècle. Le rapport de
M. VILLENEUVE [1] donne l'indication de toutes celles qui ont
régné parmi nous de 1771 à 1830. La rareté extrême des
affections cérébrales épidémiques ressort de ce tableau. Sur
neuf cent quatre épidémies, on ne trouve qu'un seul exemple de fièvre cérébrale, un de gastro-céphalite, cinq de
gastro-entéro-céphalite. Le nom de la méningite cérébro-
spinale n'y est pas prononcé !

C'est dans ces dernières années seulement qu'elle se
montre d'une manière évidente à plusieurs reprises, et
qu'elle attire spécialement l'attention des médecins. Le
plus léger doute ne peut exister sur les affections que nous
allons décrire ; on croit lire, en les parcourant, l'histoire
de l'épidémie de Strasbourg.

En 1838, une épidémie singulière, dont la cause est
restée inconnue, se développa aux environs de Dax, dans
le département des Landes [2] ; elle prit naissance en hiver
et persista encore au printemps et en été ; elle ne se géné-
ralisa pas, et n'atteignit qu'un nombre restreint de victimes ; mais elle les frappait avec une promptitude extraordinaire. Tout à coup, presque sans prodromes, céphalalgie extrêmement violente, douleurs dans les reins et
dans les membres, renversement de la colonne vertébrale
en arrière, efforts de vomissements, perte de connaissance, sensibilité tégumentaire conservée, mouvements
convulsifs, pouls au début comme étranger à ce qui se
passe. Certains malades sont foudroyés, d'autres se traînent
longtemps, ne recouvrant que certaines facultés et péris-

---

[1] *Mémoires de l'académie royale de médecine*, t. III, p. 420.

[2] *Maladies épidémiques des Landes,* par MM. LAMOTHE et LESPES (*Gaz. méd. de Paris*, 1838).

sent, après plusieurs mois, dans le marasme le plus complet. Cette affection dépeuplerait un pays, disent ses historiens, si elle se généralisait comme les autres épidémies. A l'autopsie on trouvait les traces d'un raptus violent d'irritation sanguine ou d'un travail inflammatoire du cerveau, de ses annexes et de leurs membranes ; aucune lésion constante des autres viscères. On eut recours aux antiphlogistiques, aux révulsifs, aux dérivatifs, aux réfrigérants. Le sulfate de quinine fut toujours administré sans succès.

L'épidémie la plus remarquable a régné à Versailles, en 1839 ; nous possédons sur elle une monographie complète et d'un vif intérêt[1]. La maladie a pris naissance dans les premiers jours de février, et a sévi d'une manière inégale sur les différents corps de la garnison. 154 militaires ont été atteints du 4 février au 15 juillet ; 66 d'entre eux ont succombé, ou 42 sur 100. Si l'on ne compte que les cas graves, la proportion a été de 66 décès, et 24 guérisons sur 90 cas, ce qui représente une mortalité de 75 sur 100. 150 fois de légers prodromes, observés dans les casernes, furent enrayés par des saignées copieuses. Aucun cas ne fut signalé dans la population civile. La méningite cérébro-spinale a surtout frappé les jeunes soldats arrivés depuis peu aux corps ; ils comptèrent 103 malades et 56 victimes. Le 18e léger qui avait récemment reçu de nombreux conscrits, supporta en grande partie le poids de l'épidémie ; il perdit 48 hommes dont 45 recrues et eut 110 cas. La maladie qui commençait à décroître au milieu de mars, reprit une nouvelle force dans la première

---

[1] *Hist. de l'épidémie de méningite cérébro-spinale observée à Versailles en* 1839, par M. FAURE-VILLAR (*Journal de méd. mil*, t. XLVIII).

moitié d'avril , à la suite d'exercices fréquents et de variations excessives de l'atmosphère. Une nouvelle recrudescence coïncida dans les premiers jours de mai avec une
élévation subite de température et atteignit principalement
le 14e de ligne qui perdit 15 hommes dont 11 recrues. A
la fin de mai la méningite revint au 18e léger dans lequel
elle frappa quelques soldats récemment arrivés. Contrairement à la loi formulée par SYDENHAM, la proportion des
décès se soutint à la même hauteur pendant toute la durée
de l'épidémie. Les causes de cette maladie restèrent en partie dans l'obscurité ; cependant deux circonstances paraissent avoir eu une influence prépondérante : les fatigues des
nouveaux soldats et l'encombrement dans les casernes. L'é-
vacuation de la caserne occupée par le 18e fut suivie d'une
amélioration subite dans l'état sanitaire de ce corps Les
symptômes et les lésions anatomiques démontraient d'une
manière incontestable le siége de la maladie. Elle s'est présentée avec les phénomènes que nous avons observés à Strasbourg : céphalalgie et rachialgie atroces, douleurs dans
les membres, perte de connaissance, mouvements extraordinaires, nausées, herpès labialis, sécrétion purulente à la
surface de la pie-mère, marche extrêmement rapide ; 11
décès ont eu lieu dans les 18 premières heures, 46 dans les
8 premiers jours. M. FAURE-VILLAR considère cette inflammation des méninges comme le résultat d'un effort éliminatoire mal dirigé, à la suite de l'altération du sang par
un principe miasmatique spécial.

En 1838 et 1839 une affection analogue a sévi dans
l'hôpital de la marine à Rochefort [1] ; les malades succom-

____

[1] *Revue médicale* , t. XLII , p. 458.

baient en 24 et souvent en 12 heures. L'autopsie faisait reconnaître une suppuration abondante des enveloppes du cerveau et de la moelle. Sur 155 forçats atteints de la maladie, 107 sont morts ; 25 ont guéri, dont 10 n'avaient offert que de légers accidents ; 19 sur 24 restants étaient condamnés à une mort certaine ; ces chiffres représentent une mortalité de 82 sur 100. La ville a compté 42 morts, la garnison seulement 2. Cette affection avait éclaté le 15 décembre, et durait encore au commencement de mars. A Lyon et à la Rochelle, pendant la même année, quelques cas analogues furent observés dans les hôpitaux militaires.

A la fin de 1839 et dans les premiers mois de 1840, plusieurs cas de méningite se développèrent dans la garnison de Metz. M. GASTÉ [1] a tracé l'histoire de cette petite épidémie, qui devrait être rangée parmi les plus meurtrières si le nombre des cas était en rapport avec leur gravité. La première méningite apparut le 28 novembre, et se termina par la mort en 5 jours ; 5 cas mortels en décembre ; 4 décès sur 5 malades en janvier ; en février, 8 sur 16 ; en mars, 12 cas et 10 morts ; en avril, 2 cas et 2 décès, total 59 cas et 28 décès ou une mortalité de 72 pour 100. La période culminante a été du 25 janvier au 25 mars. A dater du mois de juin, il n'y eut plus une seule arachnoïdite cérébro-spinale de la nature des précédentes, jusqu'en février 1841, où quelques autres cas se reproduisirent. Cette maladie avait sévi presque exclusivement sur le 7e et le 8e régiment d'artillerie. Elle atteignit à peine les autres corps de la garnison ; les habitants de Metz en furent totalement préservés. Le délire, la stupeur, les dou-

---

[1] *Mélanges de médecine* par M. GASTÉ, médecin en chef de l'hôpital militaire de Metz., p. 91 à 108.

leurs dans la tête et dans le dos, le renversement de la colonne vertébrale en arrière, les contractions tétaniques, les vomissements, une exsudation plastique, analogue à la couenne de certaines saignées, à la surface du cerveau et de la moelle, tels étaient les caractères de cette redoutable affection. M. GASTÉ lui assigne pour cause la température très-douce de l'hiver de 1839 à 1840, et surtout l'encombrement qui aurait donné naissance à un empoisonnement miasmatique.

Si l'on jette un coup d'œil d'ensemble sur le tableau de ces épidémies, on voit que l'histoire de la méningite cérébro-spinale se partage en deux périodes bien distinctes et d'une inégale longueur; l'une, remplie d'obscurité et de doutes, comprend les faits anciens, et s'étend presque jusqu'à nos jours; l'autre, toute récente, jette les premières bases solides de l'histoire de cette affection. C'est dans les épidémies de Versailles, de Metz, de Rochefort, des Landes, de Genève, que l'on reconnaît les preuves incontestables de l'inflammation de la pie-mère. A mesure que l'on remonte vers les temps anciens, l'identité des faits devient moins évidente.

Faut-il admettre que la méningite cérébro-spinale est une maladie nouvelle, ou qu'elle a existé beaucoup moins fréquemment autrefois que de nos jours? Le génie épidémique a varié suivant les temps; des pestes compliquées d'affections gangréneuses, des fièvres exanthématiques, des typhus, des fièvres catarrhales ont successivement désolé l'Europe, et si l'on peut établir un rapport général entre leur fréquence, l'étendue de leur ravage et l'état physique et moral des populations, il est souvent impossible de préciser la nature de ce rapport, et d'indiquer la raison matérielle de la prédominance de telle ou telle forme. La méningite épidémique serait-elle le résultat d'une modification de cette nature ; son existence nouvelle, ou au moins sa fréquence plus grande aurait-elle pour origine l'influence du génie inflammatoire, qui depuis un certain nombre d'années prédominerait dans les maladies ? Peut-être cette hypothèse n'est-elle pas entièrement dénuée de vérité. Remarquons cependant, que malgré l'incertitude des temps anciens, çà et là se détachent de frappantes anologies. Les faits de SYDENHAM figurent parmi les plus remarquables, et la relation de FORESTUS ne permet pas de penser que la méningite épidémique soit le triste apanage des temps modernes.

Comment donc une affection si violente, et caractérisée par des symptômes si évidents, n'a-t-elle laissé dans l'histoire que des traces douteuses ? Trois raisons principales expliquent cette apparente contradiction.

La méningite épidémique a été souvent confondue avec d'autres affections, avec les fièvres pernicieuses, mais surtout avec le typhus. Sans doute, dans les cas d'une grande acuité, le diagnostic est facile : quand les malheureux succombent en peu d'heures, il n'y a pas à hésiter devant les symptômes de la double inflammation du cerveau et de la moelle épinière ; mais il est aussi des typhus foudroyants. La terrible épidémie de 1814 en a offert plus d'une preuve ; on sait quelle violence affectent les symptômes cérébraux dans la variété du typhus qui leur emprunte son nom. Entre les maladies qui tuent en peu d'heures, la distinction est souvent difficile. Lorsque la marche de la méningite est plus lente, l'erreur est encore possible ; elle simule quelquefois les symptômes de la fièvre typhoïde, et plusieurs cas de ce genre ont été observés à Strasbourg. Plus d'une épidémie de méningite a été décrite comme typhus, et les formes si variées de cette dernière maladie expliquent la confusion. « Tam varia multiplexque est hujus febris « ratio ut eam cum omnibus suis variationibus vix deli- « neari liceat » (BORSIERI).

La seconde cause de difficulté, c'est la coexistence fréquente de la méningite cérébro-spinale et des affections typhoïdes. Ainsi, à Strasbourg, ces maladies ont régné en même temps, les dernières même ont été plus nombreuses et ont frappé plus de victimes. Ce que nous venons de dire de leurs ressemblances symptomatiques, démontre combien la confusion était facile à une époque où l'anatomie pathologique était nulle ou peu cultivée.

C'est l'absence ou l'imperfection de l'anatomie pathologique qui diminue notablement la valeur des faits anciens. Sans doute la lésion matérielle n'est pas toute la maladie ; mais si elle ne suffit pas pour en démontrer la nature intime, elle sert au moins à la caractériser et à la différencier d'autres affections. Ainsi la lésion folliculaire intestinale, qui ne constitue certainement pas toute la fièvre typhoïde, est cependant la trace la plus irrécusable qu'elle laisse après elle. Dans les épidémies anciennes où les cadavres étaient rarement ouverts, on manquait d'un des moyens les plus sûrs de dissiper les incertitudes et d'établir d'une manière irréfragable la réalité de la méningite cérébro-spinale ; c'est cette circonstance qui explique pourquoi elles ne fournissent que des analogies plus ou moins prochaines et non une identité absolue.

Quelle lumière peut jaillir de l'ensemble des faits dont se compose l'histoire des épidémies de méningite ? Les difficultés que j'ai signalées diminuent la valeur des conclusions ; il est possible cependant d'arriver à quelques propositions générales.

La méningite cérébro-spinale épidémique n'a le plus souvent existé qu'à l'état de petite épidémie ; les cas les plus authentiques nous la montrent bornée à une seule localité et n'atteignant qu'un nombre restreint de malades. Les grandes épidémies sont les plus douteuses.

La mortalité a toujours été extrêmement forte ; tous les auteurs s'accordent sur l'excessive gravité du mal. Une épidémie de méningite qui se généraliserait comme une fièvre catarrhale, dépeuplerait des contrées entières. La proportion des morts s'est élevée depuis 25 jusqu'à 40 et 72 pour 100. OZANAM l'évalue à 90 (encéphalite), et indique les proportions suivantes pour les autres affections : fièvre catarrhale, 2 pour 100 ; coqueluche, 5 1/2 ; croup, 50 ; fièvre pernicieuse, 55 ; choléra, 60 à 80 ; typhus, 60 ; dyssenterie, 18 à 40, etc.

La méningite s'est souvent développée au milieu de grandes agglomérations d'hommes ; elle a frappé particulièrement les militaires ; elle a pris quelquefois naissance au sein des populations des villes ; bien plus rarement elle a commencé dans les campagnes.

Elle a surtout sévi sur les jeunes gens ; dans quelques circonstances les enfants étaient ses principales victimes. Elle s'est développée et a persisté sous l'influence de températures diverses ; le plus souvent elle a pris naissance en hiver, et a cessé ou diminué notablement pendant la belle saison. L'inflammation que détermine l'action d'un soleil brûlant, diffère en beaucoup de points de la méningite cérébro-spinale épidémique.

L'encombrement a été plusieurs fois signalé ; trop souvent la cause directe échappe. Plusieurs faits rendent probable l'influence d'un miasme particulier.

Les symptômes sont constitués par la perturbation profonde des fonctions des centres nerveux ; les signes les plus caractéristiques sont fournis par la lésion de la moelle épinière. La marche de la maladie est toujours rapide.

On a fréquemment signalé des éruptions cutanées et une complication vermineuse.

L'anatomie pathologique démontre que l'inflammation réside à la surface du cerveau et de la moelle, et qu'elle ne pénètre pas dans le parenchyme ; elle indique le plus souvent, même dans les faits anciens, l'absence d'altération des autres organes.

Toutes les ressources de la médecine ont été mises en usage contre cette maladie, et trop souvent en vain. Les historiens des épidémies s'accordent tous à considérer les émissions sanguines comme le moyen de traitement le plus efficace. L'impuissance de l'art fait ressortir l'importance de la prophylactique ; on ne trouve sur elle que peu de renseignements.

2° HISTORIQUE DE L'ÉPIDÉMIE DE STRASBOURG.

Nous avons passé en revue les principales épidémies de méningite observées jusqu'à nos jours ; l'historique particulier de celle qui a régné à Strasbourg fera maintenant l'objet de nos recherches ; cet exposé comprendra les faits généraux qui se rapportent à *l'épidémie militaire* et à *l'épidémie civile*.

Avant d'entrer dans cet examen, une première question se présente. La méningite a-t-elle apparu brusquement sans prodromes? a-t-elle été précédée par des modifications successives dans la constitution médicale? Ce problème, important sous le point de vue de l'étiologie et de l'hygiène publique, nous conduit à jeter un coup d'œil sur la constitution médicale de l'année précédente. « Non possunt præsentes morbi cognosci nisi ex præte- « ritâ temporum constitutione, nec futuro divinari nisi « ex præsentium consideratione. » (SYDENHAM.)

Pour résoudre cette question, nous examinerons à la fois l'état de l'atmosphère et le caractère général des maladies.

Le tableau suivant[1], indique l'état de l'atmosphère d'octobre 1839 à septembre 1840.

TABL. 1.

Mois.	Moyennes therm. R.	Max.	Min.	Hygr. S.
Octobre 1839.	+ 9,44	+ 16	+ 1	85
Novembre.	+ 6,93	+ 9	— 0,5	84
Décembre.	+ 3,15	+ 11	— 2	77
Janvier 1840.	+ 1,26	+ 10	— 8	80
Février.	+ 1,46	+ 7	— 7	78
Mars.	+ 1,92	+ 7	— 4	60
Avril.	+ 9,70	+ 19	+ 1	57
Mai.	+ 11,72	+ 19	+ 5	58
Juin.	+ 13,01	+ 22	+ 8	59
Juillet.	+ 14,26	+ 22	+ 9	62
Août.	+ 15,31	+ 20	+ 9	62
Septembre.	+ 11,64	+ 20	+ 6	60

Les moyennes barométriques ont varié de 753 à 747.

Il résulte de ce tableau qu'aucune modification profonde ne s'est manifestée pendant cette période dans la constitution atmosphérique. Après un hiver très-doux, le printemps et l'été reprennent leurs moyennes ordinaires, et présentent les vicissitudes habituelles au climat de notre

[1] Communiqué par M. le professeur Herrenschneider.

pays. Rien dans l'état atmosphérique ne faisait prévoir des changements graves dans le caractère des maladies.

Les affections qui régnaient à la même époque à Strasbourg, n'offraient aucun changement de nature à annoncer une transformation dans la constitution médicale. Rien ne révélait une tendance plus grande vers les maladies cérébrales. On en trouve la preuve dans les statistiques indiquant pour la même période les genres de mort de la population militaire et de la population civile.

TABL. 2.

Mortalité militaire d'octobre 1839 à septembre 1840.

Décès par	Quatrième trim. 1839.	Premier trim. 1840.	Deuxième trim. 1840.	Troisième trim. 1840.	Total.
1. Malad. céréb.	1	5	1		7
2. — gast.-intest.	20	23	22	31	96
3. — pulmon.	5	11	8	8	32
4. — du cœur.		1			1
5. — exanth. -			1		1
6. Fièvres typh.	17	44	29	46	136
7. Varia.		2	5	3	10
Total.	43	86	66	88	283

La rareté des affections cérébrales ressort de ce tableau ; ce sont les fièvres typhoïdes qui dominent ; les affections des voies digestives viennent en seconde ligne, et en troisième, à une assez grande distance, les phlegmasies pulmonaires. On remarque un accroissement léger des fièvres typhoïdes et une mortalité un peu plus forte à l'approche de la méningite, mais ces deux faits n'existent que comparativement au deuxième trimestre, car le premier offre des résultats à peu près analogues à ceux du troisième. La mortalité relative au nombre des entrants fiévreux est un peu augmentée ; elle est de 10 pour 100 dans le trimestre qui précède la méningite, de 7 pour 100 seulement dans le deuxième, mais elle était de 14 dans le premier.

Le caractère général des maladies ne présentait également rien de particulier. Dans les deux mois qui ont précédé la méningite (août et septembre), j'ai reçu dans mes salles 24 fièvres typhoïdes, 6 congestions cérébrales, 13 fièvres quotidiennes, 50 fièvres tierces, 47 entéro-colites, 15 irritations gastriques, 4 ictères, 1 angine 1 érysipèle, 1 péritonite, 11 bronchites, 2 arthrites, 2 anasarques, 1 surdité, 1 épilepsie ; rien n'annonçait la prédominance prochaine des lésions de l'encéphale.

La statistique de la population civile nous conduit à de semblables résultats.

TABL. 3.

Mortalité civile de l'année 1840.

	Premier trim.	Deuxième trim.	Troisième trim.	Quatrième trim.	Total.
1. Aff. céréb. diverses.	39	35	26	34	134
2. Hydrocéphales.	19	22	27	10	78
3. Affect. gastro-intest.	70	69	89	57	285
4. Affect. pulmonaires.	204	139	82	108	533
5. Affections du cœur.	12	11	6	12	41
6. Affect. génito-urin.	11	13	10	7	41
7. Exanthèmes.	38	17	11	30	96
8. Fièvres typhoïdes.	20	25	30	44	109
9. Aff. variées et indét.					223
10. Enfants au-dessous d'un an.					510
				Total.	2050

La mortalité civile suit sa marche habituelle ; les affections de l'encéphale ne deviennent pas plus fréquentes ; on observe une légère augmentation dans le nombre des fièvres typhoïdes, 17 en octobre et en novembre, 10 en décembre ; mais l'année précédente, en 1859, on en comptait 12 dans chacun des deux derniers mois. Les décès n'indiquent donc aucun état morbide nouveau ; il en a été de même des affections, qui ne se sont point terminées par la mort ; les praticiens qui ont vu un grand nombre de malades, surtout dans les classes indigentes, où les influences morbifiques se révèlent d'une manière plus évidente, sont unanimes sur ce point que rien ne faisait prévoir le développement d'une épidémie.

Je considère donc comme démontré que la méningite cérébro - spinale est apparue brusquement sans avoir été précédée par des modifications dans la constitution médicale.

Examinons maintenant la marche de l'épidémie ; elle a d'abord frappé la garnison, puis elle s'est étendue à la population civile.

Epidémie militaire. Enregistrons un fait capital qui s'accomplit à la fin de 1840, et qui exerce bientôt sur l'état sanitaire des troupes l'influence la plus profonde. L'armée française reçoit tout à coup un accroissement énorme ; elle est subitement portée sur le pied de guerre ; les derniers contingents de 1834 et de 1835, qui devaient se croire à l'abri d'un appel, sont mis en activité ; des hommes de ving-cinq et de vingt-six ans, qui depuis longtemps pensaient être libérés du service militaire, sont arrachés à leurs intérêts et à leurs familles ; on appelle tous les jeunes soldats de 1839 et de 1840 ; les classes intermédiaires sont complétées. De septembre à janvier, ces mouvements s'exécutent en grande partie pendant une saison déjà rigoureuse ; les conscrits traversent la France d'un bout à l'autre pour rejoindre leurs corps ; on sait comment s'opèrent les marches de cette nature où les détachements conduits par des sous-officiers mettent trop souvent en oubli toutes les lois de l'hygiène. Cet accroissement subit de l'effectif de l'armée, l'encombrement qui en est le résultat dans beaucoup de localités, les vêtements insuffisants des conscrits, dont un certain nombre est tardivement habillé, les fatigues excessives de ces marches forcées à travers la France, le chagrin pour beaucoup, l'intempérance pour d'autres, les exercices continuels auxquels on assujétit les jeunes soldats afin de hâter leur instruction militaire, que de circonstances réunies pour donner naissance à des maladies épidémiques! La statistique des hôpitaux fait bientôt apprécier les tristes résultats de ces fatales influences. Dans tous les temps l'oubli des lois de l'hygiène a été plus redoutable à nos armées que le fer de l'ennemi.

La garnison de Strasbourg reçoit sa part de cet accroissement général de l'armée ; à dater des premiers jours de septembre, elle est notablement augmentée : le 1er janvier 1840 son effectif n'était que de 5142 hommes ; il s'élève à 7802 le 1er octobre ; le 7e régiment de ligne arrive de Paris ; un corps de nouvelle formation, le 69e, s'organise dans nos murs ; des contingents sont dirigés sur Strasbourg des points les plus éloignés de la France, entre autres de la Vendée et du Cher. En même temps que les recrues remplissent les cadres, les compagnies organisées et instruites sont détachées à l'extérieur, de sorte que la proportion des jeunes soldats devient considérable dans l'effectif des corps occupant la ville. Le 7e de ligne, le 29e, le 34e, le 69, le 1er et le 11e régiment d'artillerie, le régiment de pontonniers, en totalité ou en partie, et des militaires détachés composent la garnison de Strasbourg. Le 1er janvier 1841, son effectif est de 7715 hommes.

Un hiver très-rigoureux ajoute son action à toutes les causes que je viens d'énumérer. Le tableau suivant fait connaître la constitution atmosphérique pendant toute la durée de l'épidémie.

Tabl. 4.

Constitution atmosphérique d'octobre 1840 à décembre 1841.

Mois.	Temp. moy. R.	Max.	Min.	Hygr. S.
Octobre 1840.	+ 6,60	+ 11	+ 1	61
Novembre.	+ 5,94	+ 14	— 2	65
Décembre.	— 3,61	+ 4	— 13	68
Janvier 1841.	+ 0,57	+ 9	— 13	68
Février.	+ 0,03	+ 6	— 9	72
Mars.	+ 6,58	+ 13	2	75
Avril.	+ 3,65	+ 19	+ 2	71
Mai.	+ 15,18	+ 22	+ 7	76
Juin.	+ 13,41	+ 21	+ 8	70
Juillet.	+ 13,60	+ 20	+ 10	73
Août.	+ 14,47	+ 22	+ 9	78
Septembre.	+ 13,49	+ 20	+ 8	82
Octobre.	+ 9,11	+ 18	+ 1	85
Novembre.	+ 5,48	+ 9	+ 1	85
Décembre.	+ 4,16	+ 9	+ 1	86

Les moyennes barométriques ont varié de 754 à 747.

Remarquons le froid excessif du mois de décembre 1840, qui présente le phénomène rare dans nos climats d'une moyenne au-dessous de zéro. Les trois mois d'hiver de 1840 à 1841, décembre, janvier, février, ont une moyenne de — 0,99, tandis que pour la même période 1839 à 1840 elle s'élève à + 1,96. Dans le même hiver de 1840 à 1841, le thermomètre est descendu au-dessous de zéro pendant trente jours en décembre, quatorze en janvier, quinze en février et pendant les cinq premiers jours de mars. Le printemps de 1841 offre une moyenne de + 8,47 ; l'été de + 13,85 ; les mêmes saisons en 1840 donnent + 7,78 et + 14,17. En 1841, mars a une température beaucoup plus élevée qu'avril ; le mois de mai a le chiffre le plus fort de l'année. La moyenne générale est pour 1840 de +7,44 ; pour 1841 de +8,51.

Examinons maintenant la marche générale de la maladie. C'est en octobre 1840 que le premier cas apparaît et fixe immédiatement l'attention. D'autres se manifestent en novembre et en décembre, et bientôt il n'y a plus de doute sur l'existence d'une véritable épidémie. J'indique dans le tableau suivant la marche de la méningite et le nombre des décès et des guérisons sur les entrants de chaque mois. La statistique générale de l'épidémie dans l'hôpital militaire de Strasbourg a été tenue avec le plus grand soin par M. Mignot, aujourd'hui chirurgien-major au 69e de ligne.

TABL. 5.

Marche de l'épidémie de méningite.

Mois.	Nombre de cas.	Décès.	Guérisons.
Octobre 1840.	1	1	
Novembre.	3	3	
Décembre.	8	8	
Janvier 1841.	34	23	11
Février.	43	32	11
Mars.	65	36	29
Avril.	29	10	19
Mai.	9	6	3
Juin.	4	3	1
Total.	196	122	74

Le tableau qui précède nous montre l'étendue et les diverses phases de l'épidémie. Dans l'espace de neuf mois, d'octobre 1840 à juin 1841, elle règne d'une manière continue. Elle apparaît en octobre, et croît avec lenteur en novembre et en décembre ; en janvier elle atteint tout à coup un chiffre beaucoup plus considérable ; en février elle poursuit sa marche ascendante ; en mars l'épidémie est à son maximum ; elle diminue brusquement en avril ; en mai elle se réduit à neuf cas, en juin à quatre. En juillet et en août la maladie a disparu d'une manière soudaine ; pendant ces deux mois d'interruption, il ne reste aucune trace de son action sur les affections régnantes.

A la fin de l'année on observe une recrudescence, 5 décès en septembre, 1 en octobre, 1 en novembre, 9 en décembre, ce qui porte à 140 le chiffre total de décès par méningite, et à 124 leur nombre en 1841. Du 1er au 24 janvier 1842 aucun militaire n'a succombé à cette affection.

Dans quel rapport la marche de l'épidémie se trouve-t-elle avec l'état de l'atmosphère ? La maladie apparait en octobre, où la température n'offre rien de remarquable. En décembre, janvier et février, sous l'influence d'un des froids les plus rigoureux et les plus persistants que l'on ait observé depuis longtemps, elle fait de nouveaux progrès. Mais en mars, dont la température est très-élevée, puisqu'elle dépasse du double la moyenne d'avril, la méningite, loin de diminuer, s'accroît encore et atteint son point culminant. Remarquons cependant que les cinq premiers jours de mars ont été très-froids, et que trente-sept cas se sont développés dans la première quinzaine, vingt-huit seulement dans la seconde, pas un seul dans les quatre derniers jours. En avril, qui est assez beau, le décroissement est considérable, le chiffre tombe au-dessous du niveau des trois mois précédents. Le mois de mai se distingue par une élévation de température extraordinaire, supérieure à celle de l'été même ; la diminution persévère dans une proportion considérable ; en juin il n'y a plus que quelques cas ; en juillet tout a disparu. Il y a donc un rapport assez exact entre la marche de la maladie et celle de la saison. L'épidémie prend naissance et se prolonge pendant les froids ; elle se termine au milieu des chaleurs de mai et de juin.

3.

Pendant l'espace de neuf mois, cette épidémie a atteint 195 militaires, 122 ont succombé, 73 ont survécu. La proportion de la mortalité est donc de 62,56 sur 100 décès. Je crois utile de donner quelques explications sur la manière dont a été formée cette statistique. La statistique est un oracle souvent trompeur qu'il est facile de faire parler à son gré. On a plus d'une preuve de son élasticité singulière. Sans parler des ténèbres volontaires qui obscurcissent quelquefois ces questions de chiffre, les systèmes, les idées préconçues, le plus ou moins de sévérité dans l'esprit et d'exactitude dans le diagnostic font varier les résultats dans d'énormes proportions. C'est surtout dans les épidémies que l'on voit s'élever des contradictions de cette nature. Pour les cas mortels et pour les cas très-graves, la détermination est facile, mais pour les maladies plus légères et douteuses, quelles différences infinies, dans la manière de les apprécier ! La comparaison des faits n'étant vraiment utile que lorsqu'elle s'exerce sur des unités aussi identiques que possible, il est du devoir du médecin de repousser avec scrupule tous les cas douteux, tous ceux dont la nature n'est pas positivement démontrée. Tels sont les principes qui ont dirigé la statistique de l'hôpital militaire ; mes honorables confrères, MM. Pascal et Faure, les ont adoptés comme règle de conduite ; je m'y suis également conformé. Sur 84 malades traités dans mes salles, j'ai obtenu une proportion à peu de choses près semblable aux résultats généraux. Ainsi, cette moyenne générale de 62 sur 100, est l'expression exacte de la mortalité des faits réels, positifs, irréfragables, dans lesquels n'entrent pas les maladies qui ont disparu trop rapidement, ou après des symptômes équivoques ; elle ne comprend pas en outre un certain nombre de cas légers, traités dès le début et guéris promptement dans les casernes par les soins des chirurgiens des corps.

La proportion de la mortalité a-t-elle été la même à toutes les époques de l'épidémie? En octobre, novembre et décembre elle a été de 100, en janvier de 67,64, en février de 74,41, en mars de 55,58, en avril de 54,48, en mai de 66,66, en juin de 75. Ainsi, dans les trois premiers mois tous les malades succombent; les entrants de mars, les plus nombreux de tous, offrent une proportion un peu moins fâcheuse; en avril on constate le minimum du danger; mais la décroissance du péril ne suit pas celle de l'épidémie; en mai la proportion remonte à 66, et en juin elle s'élève à 75, le plus fort chiffre après celui des trois premiers mois. Il y a donc eu une légère diminution au moment du maximum des malades, et au commencement de la décroissance; mais ce fait n'a pas été durable et saillant comme dans d'autres épidémies; on peut conclure que la force de la maladie, à part un seul moment où elle a fléchi, est restée la même pendant tout son cours, et que ses dernières atteintes ont rappelé, par la promptitude de la mort, la violence des premiers cas.

Apprécions la rapidité du danger dont la méningite s'accompagne en examinant le tableau de la durée des cas mortels.

TABL. 6.

Durée.	Nombre de cas.	Moyennes.
De quelques heures à 5 jours.	56	2,41 jours.
De 6 à 9.	11	7,72
De 11 à 15.	13	12,39
De 16 à 21.	9	18,22
De 22 à 29.	11	25,45
De 30 à 39.	14	33,00
De 40 à 47.	5	43,40
De 51 à 57.	2	54,00
De 66 à 96.	2	80,66

Les 56 cas foudroyants forment près de la moitié des décès, ou 45,96 sur 100. Plus de la moitié des malades, ou 54,06 sur 100 ont succombé dans les 9 premiers jours. Dans les 21 premiers jours, il en est mort 89 ou 74,77 sur 100, proportion énorme; la durée moyenne de la maladie chez ces 89 malades, les trois quarts environ, a été de 5,14 jours. Trente-cinq malades seulement, ou 29,03 sur 100 ont succombé après le vingt-unième jour; parmi eux 25 n'ont pas dépassé le trente-neuvième.

Prenons la moyenne de tous les cas, non compris les 10 derniers; nous aurons pour les 91,93 des méningites, une durée de 11 jours, 50. Si je laisse seulement en dehors des calculs les trois derniers cas tout à fait exceptionnels, la durée de toute l'épidémie est de 13 jours, 52 par cas mortel. Ajoutant les trois derniers malades, et opérant sur la totalité, j'obtiens une durée de 15 jours, 14; mais ce dernier chiffre n'est plus une expression aussi exacte de la vérité que les précédents. Les moyennes vraiment utiles sont celles qui s'appliquent à chaque catégorie; elles démontrent quelle excessive rapidité ont affecté la plupart des cas de méningite; près des trois quarts des malades ont succombé en moins de 6 jours.

Déterminons la durée des cas heureux.

Tabl. 7.

Durée.	Nombre de cas.	Moyennes.
De 3 à 9 jours.	5	6,40
10 à 20.	22	14,00
21 à 30.	20	22,50
31 à 40.	8	33,87
41 à 50.	4	46,50
51 à 60.	7	54,28
62 à 109.	4	78,00
	70	27,77.

27 jours sont donc la durée moyenne du séjour à l'hôpital des cas heureux. Si l'on fait abstraction des cinq cas
d'une légèreté exceptionnelle, cette moyenne est pour tous
les autres de 29 jours. Pour plus des 5/5 des malades, la
durée moyenne a été de 57 jours ; pour le tiers elle s'est
élevée à près de 50. La longue durée des cas heureux con-
traste avec la marche rapide des cas mortels.

La durée a-t-elle éprouvé des variations aux différentes
époques de l'épidémie? La méningite a-t-elle été plus foudroyante dans les premiers temps? a-t-elle ensuite frappé
plus lentement ses victimes? Voici la proportion des cas
rapides et la durée moyenne de tous les cas mortels pendant chacun des mois. J'ai fait abstraction des 5 maladies
qui se sont prolongées de 66 à 96 jours.

TABL. 8.

	Proportion des cas foudroyants sur 100.	Nombre moyen de jours pour tous les cas mortels.
Novembre.	66,66	3 jours.
Décembre.	50,00	15,31
Janvier.	43,91	15,26
Février.	51,51	10,41
Mars.	33,33	13,99
Avril.	50,00	16,10
Mai.	40,00	11,60
Juin.	100,00	2,33

Le nombre des cas rapidement mortels, a subi quelques
variations parallèles à celles que nous avons signalées dans
la gravité de la maladie. C'est en mars qu'ils sont le moins
fréquents, mais dans les derniers mois ils atteignent un
chiffre aussi fort que dans les premiers. La mort la plus
prompte se remarque en novembre et en juin.

Abordons une nouvelle question, Essayons de déterminer
l'influence de la méningite sur la mortalité générale de la
garnison, et ses rapports avec les affections concomitantes.

La mortalité générale a-t-elle été augmentée ? Le tableau
suivant renferme l'indication des décès de l'hôpital militaire depuis l'année 1820, avec le nombre des malades
de tout genre, traités chaque année. Je n'ai point eu les
renseignements nécessaires pour calculer les proportions
uniquement sur les fiévreux.

TABL. 9.

Mortalité de l'hôpital militaire de Strasbourg de 1820 à 1841.

Années.	Nombre des malades.*	Décès.	Proportions.
1820	3579	54	1,51
1821	3405	46	1,35
1822	4512	67	1,24
1823	4460	55	1,23
1824	5541	77	1,38
1825	3801	68	1,79
1826	3588	105	2,92
1827	4733	90	1,90
1828	6010	106	1,74
1829	7289	135	1.85
1830	5692	151	2,65
1831	8788	248	2,82
1832	8071	221	2,72
1833	4988	182	3,66
1834	4800	121	2,52
1835	4172	230	5,51
1836	3881	205	5,25
1837	4551	171	3,75
1838	4498	249	5,31
1839	3708	237	6,39
1840	4732	319	6,76
1841	5417	640	11,81

On voit que depuis 1830 le nombre absolu des décès a
toujours été en augmentant dans la garnison de Strasbourg,
et que leur rapport avec le nombre des malades s'est en
même temps considérablement élevé ; depuis 1835, à l'exception d'une seule année, la proportion des morts dépasse

* Nombre des entrants de l'année, plus les restants le 1er janvier, moins
les restants le 31 décembre.

toujours 5 pour 100, moyenne très-défavorable, puisqu'elle comprend tous les malades réunis, fiévreux, vénériens et blessés. L'année 1841 l'emporte sur toutes les autres, et par le nombre absolu des morts et par leur chiffre proportionnel.

Comparons la période de neuf mois, pendant laquelle la méningite a sévi, à la période correspondante de l'année qui précède. D'octobre 1839 à juin 1840, il y a eu 195 décès; d'octobre 1840 à juin 1841, 605. Dans la première période, le rapport des morts à tous les entrants (2889) a été de 6,74 sur 100; dans la seconde, ce rapport s'est élevé à 15,63 (4419 entrants). Si nous examinons seulement les six premiers mois des deux années, nous voyons que les deux premiers trimestres de 1840 ont eu 1352 entrants fiévreux et 155 morts, ou une proportion de 11,59 sur 100, tandis que les six mois de 1841 offrent un total de 2270 entrants fiévreux et 525 morts, ou 23,51 sur 100. Ces deux dernières moyennes sont un peu trop fortes, le calcul ayant compris dans la comparaison les morts des deux autres services, vénériens et blessés; mais ces décès étant en petit nombre, l'erreur est peu considérable.

Est-ce réellement à la méningite qu'est dû cet accroissement de la mortalité?

Pour déterminer la part qu'elle y a prise, il faut établir la distribution des décès par genre de maladie pendant la période épidémique.

TABL. 10.

Genres de mort par mois.

	Mén.	F. ty.	Af. gas. int.	Pulm.	Div.	Total.
Octobre 1840.		3	5	1	3	12
Novembre.	4	9	14	4	1	32
Décembre.	8	6	13	5	2	34
Janvier 1841.	19	19	20	7	8	73
Février.	23	55	28	7	18	131

Mars.	35	26	43	6	8	126
Avril.	25	25	43	7	1	101
Mai.	9	7	33	7	1	57
Juin.	6	6	18	4	2	18
3e trimestre.	2	17	11	7	2	45
4e trim. 1841.	11	15	31	8	5	70
Total.	142	198	259	63	51	713

A aucune époque de l'épidémie les méningites ne forment la majorité des décès; dans le mois où elles sont les plus nombreuses, en mars, elles ne constituent que le quart du nombre total; les fièvres typhoïdes l'emportent de beaucoup; les affections intestinales tiennent le premier rang. Pour l'année 1841 seule, les méningites s'élèvent à 128 ou à 19 pour 100 du nombre total; les fièvres typhoïdes à 180 ou 28 pour 100; les affections gastro-intestinales à 227 ou 55 pour 100. Les méningites n'ont donc point concouru seules, ni même d'une manière prédominante, à l'accroissement de la mortalité. D'autres maladies sévissaient en même temps et frappaient encore plus de victimes.

Étudions le développement de l'épidémie dans les différents corps de la garnison.

(*Voyez le tableau ci-contre n° 11.*)

C'est par le 7e régiment de ligne que l'épidémie commence; pendant trois mois ce régiment fournit presque exclusivement les malades; en janvier le chiffre de ses méningites est à son maximum. Un cas paraît dans le 69e à la fin de décembre. En janvier, 10 autres, disséminés dans plusieurs corps, montrent que l'affection tend à se généraliser. Le 69e est alors atteint, et arrive à son chiffre le plus fort en février, un mois plus tard que le 7e; en mars, on constate déjà un mouvement de décroissance,

MOIS.	7e DE LIGNE.		29e DE LIGNE.		34e DE LIGNE.		69e DE LIGNE.		1er ARTILL.		11e ARTILL.		PONTONN.	
	cas.	décès. *	cas.	décès.	cas.	décès.	cas.	décès.	cas.	décès.	cas.	décès.	cas.	décès.
Octobre 1840	1	1												
Novembre	2	2												
Décembre	7	7					1	1						
Janvier 1841	24	16	5	4			* 3	2			1	1		
Février	1		2	1	9	7	19	16	5	4	7	5		
Mars	3	2	1		15	7	14	10	8	3	14	11	5	2
Avril	2	1			7	2			8	3	5		6	4
Mai	2	2			1		4	3	1				1	1
Juin	1	1							1	1			1	1
Total des méningites	43	32	8	5	32	16	41	32	23	11	27	17	13	8
Total des décès de tout genre		165		14		91		177		45		52		20

Officiers de santé: 1 cas mortel en mars; 1 suivi de guérison en avril. Infirmiers militaires: 1 cas mortel en novembre; 1 en janvier, 3 en mars, suivis de guérison; 10 décès de tout genre; dragons et cuirassiers détachés: 2 cas heureux. — De juillet à décembre: 7e de ligne, 5 décès; 69e de ligne, 3; 11e artillerie, 2; 1er artillerie, 1; 34e de ligne, 1; ouvriers d'administration, 1.

* Sur les entrants du mois.

une subite interruption en avril, et les derniers cas en mai. Frappé en même temps, le 29e suit une marche analogue. Le 54e, le 1er et le 11e régiment d'artillerie sont attaqués plus tard et à la fois ; ils n'ont qu'un seul cas en janvier ; en février l'épidémie éclate avec une assez grande violence ; le maximum est atteint en mars, un et deux mois plus tard que pour le 7e, et le 69e. En avril ces trois régiments fournissent encore un nombre assez considérable de malades, tandis que l'épidémie a quitté les deux premiers. Jusqu'au mois de mars un des corps de la garnison s'était maintenu intact ; le régiment de pontonniers n'avait envoyé à l'hôpital aucun cas de méningite. L'épidémie ne l'atteint qu'en mars, et arrive aussi la dernière à son maximum, au mois d'avril ; elle se prolonge en mai et en juin.

Les officiers de santé militaires, comme dans toutes les épidémies, payent le tribut de leur dévouement et de leur zèle ; un chirurgien sous-aide succombe en mars ; un élève est frappé en avril, mais la maladie a une issue heureuse.

Un seul officier, un des chefs de bataillon du 54e, succombe le 10 mars. Le défaut d'autopsie laisse même quelque doute sur l'existence certaine de la méningite.

Les infirmiers, quoique très-nombreux et comptant une forte proportion de recrues, ne présentent que 5 cas, dont un seul mortel.

La maladie a sévi d'une manière inégale sur les différents corps. Ceux qui ont perdu le plus de monde par les maladies de tout genre, sont aussi ceux qui ont le plus souffert de la méningite ; en première ligne le 69e et le 7e, puis le 54e, le 11e, le 1er d'artillerie, les pontonniers, le 29e. Cette circonstance est importante à noter pour la recherche des causes. La violence des cas n'a pas été la même dans tous les corps. Tandis que le 69e a perdu 78 méningites sur 100, le 7e 74, la proportion a été de 62 pour le 11e d'artillerie et le 29e, de 60 pour les pontonniers, de 57 pour le 1er d'artillerie, de 50 pour le 54e.

La maladie a frappé principalement les jeunes soldats, mais elle s'est également étendue à ceux qui étaient déjà façonnés au service militaire.

TABL. 12.

Age des décédés.

Age.	Nombre.	Age.	Nombre.	Age.	Nombre.
10	1	27	5	22	6
18	1	29	2	23	11
19	1	32	1	24	7
20	17	34	1	25	16
21	23	38	1	26	21

Tous les âges qui figurent dans la vie militaire ont leurs représentants parmi les victimes de la méniugite. Les plus nombreuses appartiennent aux nouveaux soldats de 20 à 21 ans, puis aux hommes de 25 à 26. Beaucoup de ces derniers sont fournis par les contingents de 1834 et 1835, appelés contre toute attente quelques mois avant leur libération définitive. J'ai noté la date de l'arrivée au corps pour 46 malades de mon service, 50 d'entre eux n'étaient sous les drapeaux que depuis le mois de septembre 1840.

Jetons un coup d'œil sur l'histoire particulière du 7e régiment de ligne, dans lequel la méningite a pris naissance. Nous étudierons ainsi l'épidémie dans sa source et dans son principal foyer. Le 3e bataillon de ce corps, venant de Paris, arrive à Strasbourg le 25 septembre 1840, avec un effectif de 702 hommes présents. On le loge à la Marguerite, caserne bien située, et qui sous le rapport de l'in-

salubrité n'avait jamais attiré l'attention. Le bataillon reçoit immédiatement des recrues ; le 23 septembre, 12
hommes de Seine-et-Oise ; le 24, 17 hommes du Cher ;
aux mêmes époques, 46 hommes isolés de divers départements ; le 7 octobre, 514 hommes du Cher et 52 isolés ; le
22 octobre, 116 hommes des Deux-Sèvres et 42 isolés ; le
29 novembre, 54 hommes du Bas-Rhin et de la Haute-
Saône ; le 9 décembre, 236 hommes du Bas-Rhin ; du 11
décembre au 22 mars, 126 hommes de départements divers. (Renseignements fournis par M. le chirurgien-major
PAPILLON.) Ainsi, du 25 septembre au 9 décembre, 965 hommes arrivent coup sur coup en grande partie du Cher et des
Deux-Sèvres, départements où l'esprit militaire est bien
moins développé qu'en Alsace, et dont les jeunes soldats
ne s'arrachent qu'avec peine au pays natal. L'effectif
du bataillon est plus que doublé, et ce corps est placé sous
l'empire des agents morbifiques les plus puissants : l'encombrement de la caserne, les affections tristes d'un grand
nombre de recrues, les fatigues excessives des marches forcées à travers toute la France, les exercices pénibles et fréquents de l'instruction militaire, les rigueurs inaccoutu-
mées de la saison, le changement de genre de vie, les im-
prudences habituelles aux soldats ! Bientôt le 7e de ligne
est représenté à l'hôpital autant que les corps plus nombreux ; c'est dans son sein que la méningite éclate et qu'elle
atteint déjà son maximum, quand elle commence à peine
dans le reste de la garnison. Les six compagnies sont frappées,
la 1re, la 4e, la 6e, la 2e particulièrement. Le 5e bataillon
du 7e de ligne perd 52 hommes de la méningite, et en
même temps 48 hommes de la fièvre typhoïde. Un état sanitaire aussi grave éveille l'attention de l'autorité ; en fé-

vrier on fait cesser l'encombrement de la caserne. Le 5 et le 6, les 3ᵉ, 4ᵉ et 5ᵉ compagnies quittent la ville et sont envoyées à Haguenau : des modifications utiles sont en même temps apportées à la sévérité des exercices militaires. L'influence de ces mesures salutaires se fait immédiatement sentir, l'épidémie du 7ᵉ cesse entièrement en février, et on n'observe plus que quelques cas isolés dans les mois suivants. Les deux autres bataillons du 7ᵉ arrivent à Strasbourg le 22 et le 24 mars; les compagnies détachées rentrent le 25 du même mois. Le régiment est distribué dans les casernes de la Marguerite, des Ponts-Couverts et du Faubourg de Saverne, qui lui offrent un local suffisant. L'épidémie ne reparaît plus. Les bataillons nouvellement arrivés ne perdent que trois hommes de la méningite.

L'épidémie n'est point restée concentrée dans la garnison de Strasbourg; elle s'est étendue aux corps de troupes cantonnés dans les environs.

Les 1ʳᵉ, 2ᵉ, 5ᵉ et 6ᵉ compagnies du 29ᵉ, détachés de Strasbourg le 4 février, arrivent à Sélestat le 5, après avoir passé la nuit à Erstein, où elles perdent un homme de la méningite; le 7, un tambour de ce régiment est admis à l'hôpital, et y meurt rapidement. Le 29ᵉ avait déjà fourni à Strasbourg 6 cas et 4 décès. Onze cas environ se déclarent dans la garnison de Sélestat, 6 dans le 29ᵉ, 2 dans le 69ᵉ, 5 dans le 5ᵉ de lanciers; 5 malades succombent en février et en mars. (Renseignements fournis par M. le docteur FLAMANT.) Quelques cas sont en même temps observés dans la population civile. M. MISTLER[1] les

<hr>

[1] *Notice sur la méningite épidémique de Sélestat.* (*Gaz. méd. de Strasbourg,* nº 7, 1841.)

évalue à 19, dont 7 mortels ; ils se développent presque tous aux environs des casernes ; les enfants de 6 à 15 ans sont principalement affectés. Les fièvres typhoïdes sévissaient en même temps à Sélestat avec beaucoup de force.

La méningite atteint les deux batteries d'artillerie, détachées à Bouxwiller ; le 8 mars elles avaient eu 7 malades et 4 morts. L'affection débutait avec une telle violence, que l'évacuation sur l'hôpital de Haguenau était le plus souvent impossible. La 5ᵉ batterie, souffrant presque exclusivement, est déplacée et envoyée à Hochfelden ; elle n'y a plus qu'un seul cas non mortel. Dans ce dernier bourg, un habitant succombe en juin avec tous les symptômes de la méningite. M. le docteur NETTER observe 4 faits semblables, dont 5 avec issue funeste, dans le village de Schwindratzheim.

La méningite a paru à Haguenau ; quelques hommes des compagnies du 7ᵉ, détachées de Strasbourg, un lancier, deux cuirassiers, deux dragons en ont été atteints ; plusieurs malades sont évacués des batteries de Bouxwiller et de Bischwiller ; 5 décès au plus peuvent être positivement attribués à cette maladie. On constate pour quelques-uns, les lésions anatomiques caractéristiques. M. le docteur SEAU DELAVIGNE, à qui je dois ces détails, a remarqué que la plupart des malades appartenaient à la classe de 1854. Un seul cas dans la population civile offre quelque ressemblance avec les symptômes de la méningite. Cette affection ne s'est point manifestée dans la maison centrale de détention.

Quelques cas se sont déclarés dans les batteries d'artillerie détachées à Illkirch ; deux habitants du village ont succombé.

A Wasselonne, où aucun corps de troupe n'est détaché,

mais qui est un lieu de passage continuel pour les militaires, 8 individus présentent, du 17 février au 15 mars, des symptômes ayant la plus grande analogie avec ceux de la méningite; invasion subite, vomissements, douleurs de tête et le long du rachis, coma, hémiplégie, mort pour 5 d'entre eux du sixième au treizième jour; convalescence longue et surdité presque absolue, persistant chez l'un des survivants. M. le docteur STEINBRENNER qui a recueilli ces faits n'a pu malheureusement pratiquer les autopsies, et acquérir ainsi la preuve irréfragable de l'existence de la méningite. Les fièvres typhoïdes avaient régné épidémiquement à Wasselonne plusieurs mois auparavant, et peu après elles apparurent en grand nombre dans les localités environnantes.

Nous allons maintenant examiner la marche de l'épidémie dans la population civile de Strasbourg.

Épidémie civile. Dans la plupart des villes où la méningite a régné parmi les militaires, elle ne s'est point propagée à la population civile. Il en a été autrement à Strasbourg. Après avoir sévi pendant quatre mois sur la garnison, l'épidémie s'est étendue à la cité et y a frappé un certain nombre de victimes.

Les premières traces de son apparition remontent aux mois de janvier et de février.

Le 14 janvier une jeune fille entre à la clinique de la faculté de médecine avec de la céphalalgie, des douleurs peu vives dans la nuque et le dos; elle meurt inopinément le quatrième jour, et l'autopsie fait reconnaître du pus aux endroits de prédilection [1]. Dans les derniers jours de février

---

[1] ESSAI SUR LA MÉNINGITE ENCÉPHALO-RACHIDIENNE ÉPIDÉMIQUE, par C. WUNSCHENDORF. Juin 1841. Thèse inaug. couronnée par la faculté de médecine.

deux autres malades se présentent presqu'en même temps à l'hôpital civil ; un cas mortel est observé en ville. Le 5 mars je pratique, avec M. le docteur Willemin, l'autopsie d'une femme de trente-six ans, enlevée en moins de trente heures ; c'est le second décès inscrit sur les registres de l'état civil, comme appartenant à la méningite. En mars, les cas se multiplient : l'épidémie est déclarée.

Cherchons à apprécier l'étendue de son développement et sa marche dans la ville de Strasbourg. Sans doute il est toujours difficile de déterminer le nombre des individus qu'a frappés une épidémie, au milieu d'une population considérable ; mais si cette difficulté est insurmontable pour les maladies qui se généralisent, comme les affections catarrhales, elle est beaucoup moindre quand il s'agit de la méningite. Caractérisée par des symptômes extraordinaires qui ne permettent pas de la méconnaître, cette maladie se borne le plus souvent à un petit nombre de cas, qui tous attirent à un haut degré l'attention ; et le chiffre des guérisons est toujours inférieur à celui des morts.

Le nombre des décès par méningite et leur distribution par mois fournissent un tableau exact de l'étendue et de la marche de l'épidémie. Bien peu de décès ont dû se dérober aux observateurs ; il est plus probable, au contraire, qu'un certain nombre de cas, dans lesquels l'autopsie n'a pas été faite, ont été rapportés à la maladie régnante sans lui appartenir en réalité. Des erreurs de ce genre sont commises dans toutes les épidémies.

TABL. 13.

Décès par méningites dans la population civile.

		Report 41		Report 86	
Janvier	1	Mai	25	Septembre	2
Février	1	Juin	11	Octobre	0
Mars	16	Juillet	5	Novembre	0
Avril	23	Août	4	Décembre	2
	41		86	Total	90

L'épidémie civile ne commence d'une manière évidente qu'au mois de mars ; elle augmente en avril, atteint son maximum en mai, décroît sensiblement en juin et en juillet, et se termine dans les deux mois suivants. Elle semble comme ajoutée à l'épidémie militaire, et en former la continuation ; elle n'arrive à toute sa force que quand déjà la première a cessé.

C'est sous l'influence d'un froid exceptionnel, que la méningite de la garnison s'est développée ; c'est pendant un mois de mars très-beau qu'apparaît la méningite civile ; la mortalité la plus considérable est au mois de mai dont la température offre la moyenne la plus élevée de l'année.

Combien a-t-on observé de cas de méningite dans la ville de Strasbourg ? Dénombrer directement les malades est une opération impraticable. Le moyen le plus rationnel de résoudre le problème me paraît être de calculer leur nombre d'après la proportion probable des morts.

L'hôpital civil présente tout naturellement le terme de comparaison. Il est à croire en effet que la proportion des morts dans cet établissement a été à peu de chose près la même que pour les cas traités en ville. Je pense même que contrairement à ce qui se passe pour la plupart des maladies, la mortalité a dû y être moins élevée qu'à domicile. La méningite a été souvent foudroyante, enlevant les malades en un ou deux jours ou même en quelques heures ; aucun cas de ce genre n'arrivait à l'hôpital ; où les malades ne sont ordinairement transportés qu'après plusieurs jours de souffrance. Ces faits, qui sont les plus graves, ne figurent donc point dans la statistique de la clinique.

M. le professeur Forget a reçu dans ses salles 1 méningite en janvier, 2 en février, 12 en mars, 10 en avril, 15 en mai ; à partir de cette époque aucune autre ne s'est présentée. Sur les 40 malades 25 ont succombé et 20 ont guéri, ce qui porte la mortalité totale à 50,75 sur 100. Pour les cas graves et moyens réunis (22 décès sur 55 cas), elle s'est élevée à 62,85 ; et pour les cas graves seuls (19 décès sur 25) à 76 sur 100. En adoptant successivement ces diverses proportions, j'évalue le nombre total des malades dans la population civile à 177 pour toutes les catégories, à 145 pour les cas moyens et graves, à 118 pour ces derniers seuls.

Essayons d'arriver d'une manière plus directe encore à la solution du problème en calculant les résultats d'un certain nombre de cas traités en ville. J'ai vu avec M. le docteur Willemin et avec M. Strohl 15 cas de méningite de la réalité desquels je suis sûr. Nous avons compté 5 guérisons et 10 décès ou une mortalité de 66,66 sur 100. MM. Eissen et François ont observé 15 cas et 9 décès ou 60 sur 100 ; ensemble 50 cas et 19 décès ou 62 sur 100. En y joignant les faits qu'ont bien voulu me communiquer MM. Aronssohn, Boeckel, Bach, d'Eggs, Ehrmann, Hirtz, Marchal, Ruef, Schæffer, Stoess, Stoltz, Uebersaal, Zeyssolf, j'ai un total de 72 cas dont 38 décès, mortalité de 52,77 pour 100. D'après ces différentes proportions, le nombre total des malades traités en ville s'élèverait à 135, à 130, à 146 et au plus à 172. Ces di-

vers chiffres indiquent une approximation très-suffisante et
très-voisine de la vérité ; puisque 64 décès connus sur un
total de 90 (y compris ceux de l'hôpital civil) représentent
112 cas; n'est-il pas à croire que les décès restants cor-
respondent à un nombre proportionnel? On peut donc
évaluer à 150 environ les individus atteints de méningite
dans la population civile de Strasbourg.

Existait-il en même temps un grand nombre de cas légers
et douteux indiquant une influence épidémique générale? Je
ne le pense pas. Je n'ai vu avec M. le docteur WILLEMIN que
4 cas de ce genre ; les praticiens qui m'ont fourni leur
statistique, n'en ont signalé que très-peu, 30 à 35 , pro-
portionnellement pour toute la ville 70 à 80. En réunissant ces chiffres aux précédents on arrive à cette conclusion
que la méningite a étendu ses effets dans la ville de Strasbourg au plus à 250 personnes.

Le danger de la maladie a-t-il été le même à toutes les
époques ? Y a-t-il eu décroissance successive dans la gravité
comme dans le nombre des cas ? Pour ceux que j'ai vus,
3 morts sur 3 en mars, 5 sur 10 en avril, 2 sur 3 en
mai. En les réunissant aux 15 de MM. EISSEN et FRAN-
çois, on compte 5 décès sur 4 en mars, 6 sur 14 en avril
5 sur 6 en mai, 5 sur 6 en juin. Le danger de la maladie
n'a donc fléchi, comme pour l'épidémie militaire, qu'au moment du maximum ; les derniers cas ont égalé la violence
des premiers. La rapidité de la marche a peu varié ; sur
15 décès, il y en a eu en mars 2 de 14 à 36 heures, 1 de
10 jours ; en avril 1 de 2 , 1 de 4, 1 de 5 , 1 de 11 , 1 de
102 jours ; en mai 1 de 3 , 1 de 4, 1 de 5 , 1 de 89 ; en
juin 1 de 18 heures ; durée moyenne de moins de 5 jours,
en négligeant les faits exceptionnels. MM. STOESS et RUEF

ont observé en janvier un cas qui ne s'est terminé heureusement qu'au bout de plusieurs mois.

Jetons un coup d'œil sur la distribution des décès par sexes et par âges.

TABL. 14.

Décès par sexes et par âges.

Ages.	Décès de tout genre en 1841.	m.	f.	Méningites. Total.	Proportion sur 100 décès.
0 à 1 ans.	611	2	1	3	0,49
1 à 3	178	4	2	6	3,37
3 à 7	114	6	5	11	9,64
7 à 14	67	6	7	13	19,40
14 à 21	95	14	7	21	21,05
21 à 28	121	2	6	8	6,61
28 à 35	85	4	5	9	10,58
35 à 42	101	1	3	4	3,96
42 à 50	93	5	3	8	8,89
50 à 60	174	2	2	4	2,29
60 à 70	231	3	0	3	1,29
+ 70	246	0	0	0	0,00
Total.	2116 [1]	49	41	90	4,20

Il résulte de ce tableau que la méningite a exercé ses principaux ravages sur la seconde enfance et sur la jeunesse. En ramenant à 100 le nombre de décès, on en trouve 56 de 7 à 14 ans, 52 de 14 à 21, 14 de 28 à 42, 16 de 42 à 70. Mais comme les divers âges sont distribués dans la société en proportions très-différentes, j'ai calculé pour chacun d'eux le rapport des décès par méningite aux autres genres de mort. Ce sont les périodes de 7 à 14 ans, de 14 à 21, puis celle de 28 à 55 qui sont en réalité les plus chargées. En déduisant les enfants au-dessous d'un an, pour lesquels le diagnostic est toujours fort douteux, la proportion de la méningite pour l'année 1841 est de 5,98 pour 100 décès. Elle s'élève à 7,15 si l'on soustrait encore les décès au-dessus de 70 ans, dont aucun n'a été dû à la maladie régnante.

[1] Non compris les morts-nés.

Demandons à l'observation clinique la différence du danger suivant les âges. Je l'ai vu varier dans les proportions suivantes : sur 4 cas de 2 à 4 ans, mortalité de 50 pour 100 ; sur 11 cas de 9 à 15 ans, 54 pour 100 ; sur 6 cas de 17 à 27 ans, 50 pour 100 ; sur 11 cas de 51 à 65 ans, 81,81 sur 100. Ainsi, le danger s'accroît avec l'âge dans une effrayante progression. Les malades les plus âgés guéris, avaient 57 et 46 ans ; les cinq cas de 49 à 65, ont tous été mortels. Je ne connais qu'un seul exemple de guérison après 50 ans. La moyenne de l'âge pour les 52 cas a été de 24,09 ans ; elle a été pour la clinique de 25 ans 6 mois. Si nous ajoutons à ces 52 cas les 40 de M. FORGET, opérant ainsi sur 72, nous trouvons de 2 ans à 17, 19 cas dont 11 décès ou 57,89 ; de 18 à 25 ans, 27 cas dont 12 décès, ou 44,44 ; de 25 à 50, 7 cas dont 5 décès ou 71,42 ; de 50 à 60 ans, 15 décès sur 20 cas, ou 75 pour 100. Ainsi, mêmes résultats encore. L'âge de la force, de 18 à 25, est plus favorable que l'enfance ; mais, à dater de 25 ans, le péril augmente d'année en année, dans une proportion énorme.

Il existe une légère différence suivant les sexes : sur 18 hommes, 11 décès ou 61,11 sur 100 ; sur 14 femmes, 9 décès ou 64,28. En ajoutant les cas de M. FORGET : sur 39 hommes, 23 décès, ou 58,97 sur 100 ; pour 33 femmes, 20 décès ou 60,60 sur 100, mortalité un peu plus forte pour les femmes.

Si nous prenons toute la mortalité de Strasbourg, sur 100 décès féminins, nous en trouvons 5,90 dus à la méningite ; sur 100 masculins on en compte 4,67. Ainsi les femmes auraient été un peu moins fréquemment atteintes que les hommes, mais plus gravement.

C'est surtout la population ouvrière qui a supporté le

poids de la méningite ; on en a la preuve en considérant que plus du cinquième des décès a eu lieu à l'hôpital civil. Bien peu de cas positifs, si ce n'est chez quelques enfants, se sont manifestés dans les classes aisées.

Le tableau suivant fait connaître les professions des décédés ou celles de leurs maris et pères.

TABL. 15.

Décès par professions.

Aubergiste.	1	Drapiers	2	Lieuten. retraité.	1
Batelier	1	Etudiant en méd.	1	Loueur de voitur.	1
Boucher	1	Enfants d'employ.	4	Maçons	2
Boulanger	1	Enfants de milit.	7	Maréchal-ferrant.	1
Bourrelier	1	Enfants naturels	4	Menuisier.	1
Charpentiers.	2	Enfant de douan.	1	Mercier.	1
Colporteur.	1	Ferblantier	1	Musicien (fem. de)	1
Commis aux hospices civils.	1	Fripier	1	Ouvrier en tabac.	1
		Forgeur.	1	Pâtissier.	1
Commissionnaire	1	Gantier	1	Relieurs	2
Commerçants	6	Imp. de pap. peint	1	Serrurier	1
Cordeur de bois.	1	Instituteur	1	Tailleur.	1
Cordonniers	5	Jardiniers.	2	Tailleur de pierres	1
Couturière.	1	Journaliers.	8	Tonneliers	4
Cuisinières	2	Lithographe	1	Voituriers	2

État civil des décédés.

Hommes mariés.	10	Enfants	20	Veuves	3
Veufs	2	Femmes mariées	9	Enfants	14
Non mariés	18	Non mariées.	14		

Un seul étudiant en médecine, jeune homme plein d'avenir, a été enlevé à sa famille et à la profession qu'il devait honorer.

La plupart des victimes, à en juger par leur profession, n'avaient aucun rapport habituel avec la population militaire ; pour quelques-unes cependant ce rapport doit être noté. On remarquera le nombre des enfants de militaires qui ont succombé à la méningite. Du 27 mars au 18 avril, j'ai vu 4 cas appartenant à des ouvriers qui travaillaient à la fonderie et à l'arsenal. Presque en même temps d'autres cas se groupèrent autour d'eux dans les petites rues du Broglie qu'ils habitaient.

La distribution des décès par domicile est-elle de nature à jeter quelque jour sur la marche de l'épidémie ? Il n'est pas sans intérêt, sous le point de vue de l'hygiène publique, d'étudier cette répartition.

TABL. 16.

Décès par rues.

Rues d. Aveugles.	1	Finckwiller	1	Faub. de Pierres.	1
Grandes-Arcades.	1	Fonderie	1	Planches	1
Arc-en-ciel.	1	Pet.-de-la-Grange	1	Pucelles.	1
S. Barbe-vers-la-Grand'rue	1	Gr.-de-la-Grange.	1	Roses	2
Bouchers.	2	Grand'rue	1	Renard-Prêchant.	2
Pet.-Boucheries	1	Fribourgeois.	1	Soleil	1
Bouclier	1	Fort.	1	Schiltigheim	1
Brochet.	1	Krutenau.	1	Veaux.	1
Balayeurs.	1	Demi-Lune.	1	Places Kléber	1
Cheveux	1	Marais-Vert	1	D'Austerlitz	1
Citadelle	2	Madeleine	2	Gr.-Boucheries.	1
Chandelles	2	Mésange	2	Dôme.	1
Coin-Brûlé	1	Faub. National.	2	Homme-de-Fer.	1
Dentelles.	1	Derrière Saint-Nicolas	1	Quais d. Bateliers	2
Direction d'artil.	1	Neuve-des-Pêch.	4	Chevaux	1
Dôme.	1	Noyer.	1	Hors les portes d'Austerlitz	1
Sainte-Elisabeth	2	D'Or	1	Nationale.	2
Ecrevisse.	2	Jeu-de-Paume	1	Robertsau	4

C'est dans 52 rues différentes que les cas de méningite sont distribués ; dans 39 on n'en observe qu'un seul, dans 11 il y a deux décès ; dans une seule on en compte quatre. Tous les quartiers de la ville sont atteints , mais l'affection domine dans les ruelles étroites et tortueuses où est accumulée une nombreuse population ; elle est plus rare sur les quais et les places et dans les rues larges et aérées.

Dans les campagnes, autour de Strasbourg, on constate quelques cas ; trois hors des portes Nationale et d'Austerlitz ; sept à la Robertsau dont quatre funestes ; M. le docteur François a vu un jeune homme succomber en dix-huit heures.

Pendant que la méningite sévissait, quel a été le caractère des autres affections? L'épidémie a-t-elle exercé sur elles une influence évidente, a-t-elle multiplié le nombre des maladies cérébrales? J'ai compris dans le tableau suivant le chiffre réel des décès pour chaque genre de maladie et leur nombre proportionnel sur 100 dans les années 1840 et 1841.

TABL. 17.

Genres de mort de 1841.

	Nombre réel en 1841.	Proportion sur 100 en 1841.	Proportion sur 100 en 1840.
Méningites.	90	4,20	
Hydrocéphales.	78	3,76	3,31
Affections cérébr. diverses.	128	6,05	6,53
— pulmonaires.	556	26,27	26,00
— du cœur.	46	2,16	2,00
— gastro-intestinale.	229	10,82	13,90
— génito-urinaires.	25	1,18	2,00
Exanthèmes.	37	1,74	4,64
Fièvres typhoïdes.	112	5,24	5,31
Enfants au-dessous d'un an.	616	29,11	24,08
Varia et incerta.	199	9,40	10,87
Total.	2116	100	100

La méningite est loin d'avoir été l'affection principale, elle ne s'est pas même élevée au niveau des fièvres typhoïdes. La constitution médicale est toujours dominée par les maladies de poitrine et des voies digestives. Les deux années 1840 et 1841 présentent des résultats presque identiques. Les affections cérébrales ne sont pas plus fréquentes dans l'une que dans l'autre ; la méningite semble simplement surajoutée aux genres de mort ordinaires et n'en modifie point les rapports habituels.

La proportion des décès par sexes a un peu varié ; il y a 47,81 décès masculins et 52,19 féminins sur 100 en 1840 ; 49,86 masculins et 50,14 féminins en 1841.

La distribution des décès par âges est restée à peu près la même. Le tableau suivant indique dans quelle proportion chaque période de la vie a contribué à la mortalité de Strasbourg en 1840 et 1841. Le nombre total des décès est ramené à 100.

TABL. 18.

Mortalité générale suivant les âges.

Ages.	1840. Nomb. de décès sur 100.	1841. Nomb. de décès sur 100.	Ages.	1840. Nomb. de décès sur 100.	1841. Nomb. de décès sur 100.
0 à 1	24,08	29,11	35 à 42	5,70	4,96
1 à 3	10,39	8,40	42 à 50	4,19	4,20
3 à 7	7,26	5,48	50 à 60	8,09	8,60
7 à 14	3,17	3,16	60 à 70	11,41	11,01
14 à 21	4,14	4,48	70 à 80	7,95	8,26
21 à 28	5,26	5,71	80 à 100	2,87	2,54
28 à 35	4,09	4,01			

Les âges les plus frappés par la méningite, de 14 à 21, de 21 à 28 ans, ne présentent qu'une augmentation insensible dans le nombre de leurs décès ; il est stationnaire pour l'âge de 7 à 14 ; il diminue même pour la période de 28 à 35.

Il nous reste maintenant à examiner quelle a été l'influence de la méningite sur la mortalité générale.

Voici le tableau des décès à Strasbourg de 1820 à 1841.

TABL. 19.

Mortalité de la ville de Strasbourg de 1820 à 1841.

Ans.	Nombre de décès.	Ans.	Nombre de décès.	Ans.	Nombre de décès.
1820	1702	1828	1749	1835	1795
1821	1590	1829	2001	1836	1826
1822	1753	1830	2029	1837	2190
1823	1832	1831	1961	1838	1905
1824	1831	1832	1967	1839	2113
1825	1758	1833	1917	1840	2050
1826	1955	1834	2047	1841	2116
1827	1984				

Depuis 1820 l'année de la méningite est la seconde pour le nombre des décès ; le chiffre le plus élevé de cette période appartient à 1837, année de l'épidémie de grippe qui a notablement accru le nombre des morts par maladies de poitrine. Il faut remonter à 1814, à 1806, à l'an III de la république pour trouver des totaux plus forts, 2565, 2558, 2625. La moyenne des dix années de 1831 à 1840 est de 1976 ; c'est pour 1841, une augmentation de 140. Supposant cette moyenne égale à 100 ; la mortalité de 1840 est représentée par 105, celle de 1841 par 107 ; 4 pour 100 de plus, différence précisément égale à la proportion des méningites. Cette maladie a donc accru la mortalité générale, mais d'une quantité peu considérable. Remarquons même qu'elle l'a moins augmentée que l'épidémie de grippe qui cependant est une des plus bénignes eu égard au rapport des décès avec le nombre des malades.

Si nous jetons un coup d'œil sur les siècles précédents, nous nous féliciterons des résultats obtenus aujourd'hui ; bien des épidémies ont passé sur notre ville et y ont laissé des traces autrement profondes. Sans doute il y a de l'exagération dans ces mortalités énormes attribuées aux anciennes épidémies, 16,000 décès en 1562, 15,000 en 1426, 16,000 en 1438 par des pestes et des typhus, mais il n'en est pas moins certain qu'à ces époques reculées les épidémies faisaient presque disparaître des populations entières. Dans le dix-septième, dans le dix-huitième siècle certaines années enlevaient de 1800 à 5000 individus, et rappelons-nous qu'à ces époques la population de Strasbourg était bien moins considérable qu'aujourd'hui ; qu'elle s'élevait à 22,000 âmes en 1684, à 52,000 en 1709, à 49,000 en 1789. De 1684 à 1695 on compte un décès sur 24 habitants ; de

1728 à 1747, 1 sur 22 ; de 1778 à 1787, 1 sur 25 ; de 1806 à 1815, 1 sur 25 ; de 1816 à 1825, 1 sur 29 ; de 1826 à 1855, 1 sur 26 [1].

Si l'on compare dans une période donnée les accroissements subits de mortalité en prenant la différence de l'année la plus chargée à celle qui l'est le moins, on constate un progrès analogue ; les grandes fluctuations diminuent et la mortalité s'égalise à mesure qu'on se rapproche de notre temps. De 1620 à 1629, la différence des décès de deux années est de 5392 ; elle est de 669 entre 1758 et 1747 ; de 745 de 1808 à 1815 ; elle est réduite à 298 de 1826 à 1855 ; elle ne s'élève qu'à 290, de 1856 à 1841.

Ne nous applaudissons cependant pas trop des résultats obtenus de nos jours ; ils sont avantageux comparés à ceux des temps passés, mais l'humanité ne peut certes les accepter comme définitifs. Si la méningite a atteint peu de malades, elle en a fait périr une énorme proportion. La mortalité de Strasbourg est très-considérable, elle dépasse le nombre des naissances ; en 1841 la garnison a perdu au moins un homme sur 12 ; la population civile, 1 individu sur 29 ; pour le Bas-Rhin ce rapport est de 1 sur 56, pour la France entière de 1 sur 40. Sans doute quelques conditions propres à une grande ville frontière contribuent à entretenir cette forte mortalité. Mais ses causes principales sont certainement du ressort de l'hygiène publique ; un jour, nous devons l'espérer, elle aura la puissance de les modifier et de les faire disparaître.

Nous venons de passer en revue les faits généraux de l'épidémie de Strasbourg et les conditions diverses au mi-

[1] ESSAI SUR LA MORTALITÉ DE STRASBOURG, par Ch. BOERSCH, p. 167 à 189.

lieu desquelles elle s'est développée ; il nous reste maintenant à déterminer leur valeur spéciale et leur rôle dans la pathogénie de la méningite ; cette étude fera l'objet de la seconde partie de ce travail.

II. ÉTIOLOGIE.

L'étiologie est l'écueil de la médecine ; les épidémies mettent cette vérité dans tout son jour : elles semblent offrir les conditions les plus favorables pour remonter à l'origine du mal ; elles multiplient les occasions de résoudre le problème ; chaque malade est une expression nouvelle de l'agent pathogénique, l'ensemble des cas est le tableau complet de ses effets ; tout révèle une cause unique, générale, constamment identique, et cependant cette unité, dont à chaque pas on retrouve l'empreinte, reste le plus souvent mystérieuse et insaisissable.

Est-ce une raison pour renoncer à l'étude de l'étiologie ? La science doit-elle ériger son impuissance en théorie, et rejeter systématiquement toute recherche de ce genre ? Cette opinion exclusive constituerait certainement une grave erreur. L'ignorance trop générale des causes est un fait incontestable, mais un fait fâcheux qu'il faut s'attacher à détruire et non à formuler en loi. L'insuffisance si souvent constatée de la thérapeutique proclame l'utilité de l'investigation des causes. C'est en présence de ces épidémies cruelles, où la médecine est restée désarmée, qu'éclate surtout la nécessité d'une étude approfondie des sources du mal.

L'examen des causes d'une épidémie comprend deux points d'une importance inégale, et dont la solution n'offre pas les mêmes difficultés. Il faut d'abord reconnaître la cause déterminante, celle qui produit la maladie, lui donne l'impulsion, la caractérise et se trouve liée à son existence de telle manière que l'épidémie s'éteint quand cette cause cesse d'agir. Le second point consiste à étudier les conditions extérieures ou inhérentes à l'organisme, qui rendent plus aptes à contracter la maladie, mais qui, par elles-mêmes, sont insuffisantes pour la produire. La première de ces questions est malheureusement la plus difficile à résoudre; dans beaucoup d'épidémies on n'arrive guère qu'à constater les conditions du second ordre, et à dresser uniquement la statistique des maux accomplis.

Examinons sous ces deux points de vue l'épidémie de Strasbourg.

La méningite épidémique est pour nous une maladie nouvelle; c'est la première fois qu'elle paraît à Strasbourg. Il y a nécessairement une raison pour laquelle cette affection a régné de nos jours et n'a pas existé autrefois. Si cette raison nous échappe, on n'acquiert point pour cela le droit de la nier; le fait seul de l'épidémie la démontre : c'est à la faiblesse de nos moyens d'investigation qu'il faut attribuer l'insuccès de nos recherches.

La cause spéciale de la méningite a été une et toujours identique; elle a constitué une véritable épidémie. Malgré les variétés d'âge, de sexe, de tempérament, de profession, de domicile, il y a eu chez toutes les victimes unité de symptômes, de lésions anatomiques, de gravité, de réaction sous les remèdes; chaque sujet était bien l'expression de l'épidémie tout entière; un seul donnait une idée exacte de tous les autres. Cette identité n'entraîne-t-elle pas comme conclusion nécessaire l'unité de cause? Un même agent a produit toutes les maladies individuelles, et c'est de lui que relève le dernier cas comme le premier. En poussant ainsi ce principe à ses conséquences extrêmes, on arrive à quelques faits en apparence réfractaires. Les dernières méningites disséminées à la fin de 1841, et dans les premiers mois de cette année, se rallient difficilement au corps de l'épidémie, et semblent protester contre cette unité de causes. Remarquons d'abord que ces cas sont rares, et que s'ils diffèrent par l'époque de leur apparition, ils sont identiques par leurs symptômes. Le même phénomène se remarque dans toutes les épidémies, même dans celles dont la spécificité est la plus incontestable. Lorsque le choléra, la variole, la scarlatine, la rougeole, etc., ont cessé de régner épidémiquement, on voit apparaître encore, pendant un temps plus ou moins long, des cas isolés, qui semblent sporadiques par leur nombre et leur distance, mais qui bien certainement ont une origine commune. Le lien est souvent difficile à démontrer, mais il existe, et son peu d'évidence n'autorise pas à le révoquer en doute, c'est-à-dire à nier l'épidémie elle-même. Bien plus, ne voit-on pas la plupart des maladies épidémiques se manifester également à l'état sporadique? Les cas isolés de méningite ne constituent donc point une exception, mais un fait commun à toutes les maladies populaires.

Quelle a été cette cause spéciale et déterminante de la méningite? Recherchons, parmi les influences diverses au milieu desquelles elle a paru, celle dont le cachet se retrouve sur l'ensemble des faits.

L'atmosphère se présente en première ligne comme une source féconde en maladies. La méningite est-elle le résultat de la température de l'époque pendant laquelle elle a sévi? Au premier abord cette opinion a pour elle un haut

degré de vraisemblance. La maladie de Strasbourg a régné pendant un hiver d'une rigueur inusitée ; ses phases
ont souvent été en rapport avec la marche et le degré du
froid ; elle s'est disséminée dans une population nombreuse ;
les anciennes épidémies ont fréquemment apparu en hiver
ou au voisinage de cette saison.

En examinant les faits d'une manière approfondie, ces
apparences s'évanouissent, et l'on arrive à une conclusion
opposée. La méningite n'est pas le résultat direct de l'effet de la température, le froid n'est pas sa cause spéciale.
La discussion suivante établira, je l'espère, cette opinion.

La maladie a débuté en octobre et en novembre 1840,
avant la saison rigoureuse. Les moyennes de ces deux
mois sont, il est vrai, inférieures à celles des mêmes
mois de l'année précédente ; mais novembre 1841 a un
chiffre plus bas encore (voy. tabl. n°s 1 et 4). Une température de + 5 à + 6° est certainement insuffisante pour
rendre raison de l'invasion de l'épidémie. Les premiers cas
ont devancé les froids, ils ne peuvent être attribués à une
cause qui n'existait pas encore. Si cette cause est rejetée
pour eux, elle l'est également pour tous les autres.

De décembre à janvier la température est très-basse, et
la maladie s'accroît ; mais elle n'est à son maximum qu'à
la fin des froids, en mars, dont la température est beaucoup plus élevée que celle d'avril. Il est vrai qu'elle diminue ensuite, et s'éteint après les chaleurs de mai. Mais
comment expliquer les derniers cas du mois de juin ?

L'épidémie ne débute point comme une maladie dépendant de l'atmosphère. Elle part d'un foyer restreint où elle
reste longtemps concentrée, et ne se dissémine que plus
tard. Tous les corps de troupes sont soumis à la même tem-

pérature ; pourquoi ne sont-ils frappés que successivement ? La maladie commence dans l'un quand elle finit dans l'autre ; il y a cinq mois d'intervalle entre l'épidémie du 7e de ligne et celle du régiment de pontonniers. (V. tabl. no 11.)

L'épidémie civile vient démentir les premières coïncidences, et leur ôter toute valeur de causalité. Elle commence après l'hiver, règne dans un printemps plus doux que celui de l'année précédente (+ 8 au lieu de + 7), et sévit avec toute sa force dans le mois le plus chaud de l'année. Elle est identique à la première, et le froid exclu pour elle, est exclu pour toutes les deux.

Dans les maladies qui viennent de l'atmosphère, le danger varie suivant les époques, il diminue avec les qualités qui le produisent, et les cas deviennent à la fois moins graves et moins nombreux. Ici, constante identité de péril, la cause frappe avec la même puissance pendant les froids et pendant les chaleurs. (V. tabl. 5 et 8.)

La méningite reste tranchée et distincte, nettement séparée des autres affections qui continuent leur marche habituelle, sans être modifiés par la maladie régnante, sans présenter cette physionomie commune qu'imprime à toute la constitution médicale l'influence dominante des qualités de l'atmosphère. (V. tabl. 10 et 17.)

Le froid s'est étendu à toute la France, aux autres villes de l'Alsace, et la méningite est restée concentrée dans nos murs. Les cas des localités voisines sont des irradiations évidentes de l'épidémie strasbourgeoise, et se rattachent à son existence par un lien toujours facile à saisir. A d'autres époques, en 1829, par exemple, le froid a été aussi vif, et la méningite n'a point régné.

Les saisons dans lesquelles ont paru les épidémies anciennes fournissent un puissant élément de conviction. Quelques-unes ont régné pendant les chaleurs : celles d'Abdère, d'Égypte, d'Italie en 1557, de France en 1616, d'Angleterre en 1671, de Sicile en 1809. L'épidémie de Sydenham commence en juillet 1675, est à son plus haut point en juillet 1675, cesse à l'apparition du froid. Rappelons cependant que les épidémies observées pendant de hautes températures sont en général les plus douteuses ; que si la phlegmasie cérébrale y est incontestable, il n'en est pas de même de la lésion du rachis. On peut presque regarder comme des affections traumatiques les inflammations du cerveau produites par l'action d'un soleil ardent.

Les épidémies les plus avérées et les plus nombreuses prennent naissance dans des conditions opposées : l'épidémie de France et de Savoie paraît en 1545, en hiver ou au printemps ; celle de Silésie en 1555, à la suite d'un hiver rigoureux ; celle de Bâle en 1588, au printemps et sévit encore en juin ; celle d'Aumale, en octobre et en novembre 1757. La maladie règne à Munster, de mars à juin 1788 ; à Genève en 1805, de la fin d'un hiver très-froid aux chaleurs ; dans les Landes en 1838, en hiver, au printemps et en été ; à Rochefort, de décembre à mars 1839 ; à Versailles, de février à juillet 1839 ; à Metz, de décembre à juin 1840 ; à Aigues-Morte de novembre 1841 à mars 1842. Toutes ces épidémies ont leur point de départ en hiver ou dans ses environs ; coïncidence qui témoigne en faveur du froid. Mais remarquons que l'origine du mal est rarement au cœur même de l'hiver, le plus souvent à son début, à sa fin ou au printemps ; qu'à quelques exceptions près, la saison n'est pas remarquable par sa rigueur excessive, et que la maladie se prolonge encore pendant les chaleurs. A Dax, à Rochefort elle paraît pendant un hiver peu rigoureux, et elle lui survit. A Versailles, c'est presqu'au printemps, et une recrudescence éclate en mai, sous l'influence des chaleurs. A Metz, c'est pendant un hiver tellement doux, que l'historien de l'épidémie l'attribue à cette circonstance.

La méningite n'est donc point occasionnée par l'état de la température, et cette opinion me paraît en rapport avec ce qu'on observe dans les épidémies en général. La plupart d'entre elles, la variole, le choléra, le typhus sont manifestement hors de la dépendance de cette cause. Les maladies les plus variées surviennent pendant des températures identiques, et l'atmosphère présente les perturbations les plus profondes, sans qu'aucune épidémie se déclare. Parcourez la statistique des hivers rigoureux, vous verrez les uns ne donner naissance à aucune affection populaire, les autres au contraire être féconds en événements calamiteux. La raison de ces différences se trouve, non dans quelques degrés de plus ou de moins au thermomètre, mais dans les circonstances diverses au milieu desquelles l'hiver a régné. L'examen comparé des années 1709, 1716, 1740, 1789, 1812, 1829, marqués par de grands froids, met en lumière les bornes de leur action et l'influence bien autrement puissante des disettes, des guerres, de toutes les grandes calamités publiques.

Pourquoi les épidémies étaient-elles autrefois si fréquentes, si étendues, si désastreuses, et sont-elles de nos jours plus rares, plus circonscrites, moins meurtrières ? Les conditions atmosphériques n'ont pas varié, elles présentent toujours les mêmes vicissitudes ; c'est aux progrès de la civilisation, à l'amélioration des conditions matérielles de l'existence, qu'il faut certainement attribuer ce changement dans l'état sanitaire général. Il ressort de l'histoire que le plus souvent c'est dans l'état social des peuples et non dans la constitution de l'atmosphère qu'il faut rechercher les causes des fléaux qui ravagent l'espèce humaine.

Remarquez les conséquences contraires de ces deux opinions. Si la température est la cause des épidémies, elles ont une origine que la puissance humaine ne peut atteindre. La prophylactique est désarmée; tournez tous vos efforts vers la thérapeutique, et l'expérience vous donnera la triste mesure de ses ressources. Placez au contraire dans les conditions de l'existence humaine l'origine des maladies populaires, l'hygiène reprend tous ses droits; modifiez la situation des populations malades, réformez les habitudes vicieuses, assainissez les villes, rendez accessible à tous une nourriture salubre et réparatrice, améliorez les peuples moralement et physiquement; alors vous aurez tari les sources véritables des épidémies, et les vicissitudes de l'atmosphère ne pourront pas les rouvrir.

Recherchons si la méningite a eu son origine dans les autres influences qui s'étendaient à la fois à un grand nombre d'individus? Sa cause réside-t-elle dans le régime alimentaire? La nourriture des soldats, sous certains rapports insuffisante, n'est nullement insalubre, et l'on n'a point constaté qu'elle fût viciée au moment de l'épidémie. Celle-ci n'a nullement eu la marche qu'affectent les maladies dépendant d'un telle cause, et cette explication laisse en dehors les cas apparus dans la cité. La même objection s'applique aux écarts de régime et aux excès de boisson; ils ne figurent que parmi les conditions secondaires qui ont favorisé le développement des affections individuelles (V. tabl. n° 20).

L'état moral des troupes ne résout pas le problème. La nostalgie a été une exception ; eût-elle été fréquente, épidémique même, elle ne rendrait pas compte de la méningite cérébro-spinale ; elle laisserait inexpliquée la maladie des sujets non nostalgiques, et l'épidémie civile tout entière.

Les fatigues musculaires, les exercices excessifs sont rangés à juste titre parmi les causes des affections de la moelle épinière. Les troupes ont subi à un haut degré ce genre d'influence ; mais la marche graduelle de l'épidémie, les cas présentés par les enfants et par les femmes, ne permettent point d'y placer son point de départ.

Les causes ordinaires des maladies ne rendant pas compte du développement de la méningite, c'est dans un autre ordre de faits qu'il faut chercher son origine. L'épidémie de Strasbourg me paraît avoir été produite par un miasme d'une nature spéciale. Cette opinion semble peu en rapport avec le positivisme moderne, qui ne regarde une hypothèse de ce genre que comme la dernière ressource d'une théorie aux abois. Mais l'admission des miasmes ne répugne nullement à la logique médicale ; leur existence est démontrée pour beaucoup de maladies, le typhus, la fièvre jaune, les fièvres intermittentes, etc. ; dans un grand nombre d'épidémies on est nécessairement conduit à supposer un agent de cette nature.

Cette théorie n'est pas seulement la conséquence de l'impossibilité d'expliquer les faits de toute autre manière ; elle est elle-même en rapport avec les principales phases de l'épidémie ; dans l'hypothèse d'un miasme, tout s'éclaircit et se coordonne.

On peut assigner au miasme une origine certaine. Le

point de départ de l'épidémie me paraît évidemment résider dans l'encombrement. C'est dans une caserne où de nombreuses recrues sont accumulées, que la maladie éclate, et elle y sévit avec force jusqu'au moment où l'autorité prescrit la salutaire mesure de sa partielle évacuation; la maladie s'y éteint brusquement, et les militaires détachés cessent bientôt de fournir des victimes. La même cause existe dans les autres casernes, qui toutes renferment un notable accroissement d'effectif. Le développement simultané des fièvres typhoïdes qui, plus nombreuses encore, ont suivi les phases de l'épidémie (voy. tab. nº 10), vient aussi témoigner en faveur de l'encombrement. Une influence semblable a été signalée dans les dernières épidémies, les plus certaines et les mieux étudiées; on l'a constatée à Metz; à Versailles ce sont les chambres obscures, humides, mal aérées, contenant un trop grand nombre de lits qui ont fourni les maladies les plus graves, et l'évacuation de la caserne a été suivie d'un heureux résultat.

Pourquoi l'encombrement a-t-il produit la méningite, plutôt que le typhus? Sans aucun doute il y a là quelque chose d'inexplicable. Mais des circonstances qui nous échappent ont pu modifier les effets, et changer la nature du miasme. Le typhus lui-même, expression d'une cause partout semblable, ne revêt-il pas les formes les plus variées sans qu'on en trouve la raison étiologique? Peut-être les influences pathologiques si nombreuses, auxquelles les troupes ont été assujetties, expliquent-elles cette nouvelle propriété du miasme? Peut-être les modifications apportées par elles dans les prédispositions, ont-elles concouru à produire cette nouveauté des effets.

Le miasme est insaisissable à nos sens; la nature et la

raison de son action restent un mystère impénétrable, comme pour toutes les affections miasmatiques. On peut supposer qu'il a de l'analogie avec celui qui donne naissance au typhus. Mais la différence des effets empêche de les confondre et démontre l'existence distincte du miasme spécial de la méningite.

Une fois produit, il révèle sa présence par la subite invasion du mal; il frappe d'une intoxication soudaine et mortelle en peu d'heures, des hommes pleins de jeunesse et de force, au milieu de la plus florissante santé. Toujours les effets restent les mêmes, le premier jour comme le dernier, pendant les froids comme pendant les chaleurs, chez les militaires comme chez les femmes et les enfants. Les symptômes ressemblent à ceux des affections miasmatiques, et s'accompagnent, comme dans la plupart d'entre elles, d'une éruption cutanée spéciale. La gravité extraordinaire du mal et la faible action des remèdes coïncident encore avec l'idée d'une intoxication.

Le miasme exerce son action sur les individus prédisposés, placés dans l'atmosphère qu'il vicie. D'abord concentré dans les lieux où il a pris naissance, il les quitte, gagne les autres casernes, où peut-être la réunion des mêmes causes développe de nouveaux foyers. Bientôt la dissémination est plus générale encore, et çà et là, au milieu de la cité, se révèlent les preuves de son action. Aucune loi ne peut être assignée à sa marche; c'est dans les quartiers les plus variés qu'il va chercher ses victimes. La même distribution irrégulière se manifeste dans toutes les maladies miasmatiques. Quand la variole, la scarlatine, la fièvre typhoïde, le choléra règnent dans une ville, les cas éclatent à la fois dans les rues les plus distantes, la maladie se dissémine sans ordre, et (hors les cas de contagion avérée) rien ne rend raison de la préférence du miasme pour tel ou tel lieu.

L'épidémie de Strasbourg a-t-elle été le résultat d'une simple infection miasmatique; la maladie s'est-elle en même temps étendue par contagion? L'ensemble des faits est contraire à ce dernier mode de propagation. On ne l'a point constaté dans les casernes; on sait d'ailleurs combien seraient peu concluantes les observations recueillies au foyer même de l'infection. A l'hôpital militaire, où les méningites étaient placées dans les salles communes, aucun fait ne lui a été favorable. Deux officiers de santé et cinq infirmiers seulement ont été frappés. Un très-petit nombre de militaires entrés à l'hôpital pour d'autres affections y ont contracté la méningite, et parmi eux se trouvent plus de vénériens que de fiévreux. Quatre-vingts méningites ont été traitées dans mes salles, et seulement deux cas primitifs s'y sont développés. Aucun malade n'a été pris de méningite à la clinique de la faculté de médecine, où ils étaient mêlés aux victimes de l'épidémie; personne n'a été atteint parmi les élèves attachés à ce service, parmi les infirmiers et les sœurs. En ville, la maladie a paru dans cinquante-deux rues; à peu d'exceptions près, il n'y a eu qu'un décès pour chacune, et ils appartenaient à des hommes de professions variées (V. tabl. n°s 15 et 16). Il a été impossible de trouver le point de contact de l'épidémie civile et de l'épidémie militaire. Certes, on possède les présomptions les plus fortes contre la contagion, et au moins la certitude, que comme fait général, elle n'a pas existé.

Mais si la contagion n'a pas été une propriété essentielle de la méningite, ne s'est-elle point montrée d'une manière accidentelle ou accessoire? Il ne suffit pas de reconnaître que l'ensemble des observations lui est contraire, il faut encore établir qu'aucune ne lui est favorable. Je n'ai pu recueillir aucun exemple certain de ce mode de propagation. A l'arsenal plusieurs individus travaillant ensemble ont été frappés simultanément ; j'ai vu l'un d'eux, logeant à la fonderie, succomber en peu d'heures ; six cas se sont développés dans un espace de temps très-court dans les rues voisines de ce bâtiment ; plusieurs ouvriers ayant des relations avec la troupe ont été atteints ; la statistique indique parmi les victimes un grand nombre d'enfants de militaires : tels sont les faits rares et peu concluants qui ont le plus de rapport avec l'idée de la contagion ; ils trouvent certainement dans l'infection une explication satisfaisante.

Les évacuations de troupes pendant le règne de l'épidémie, peuvent être considérées comme des expériences toutes faites pour résoudre cette grave question. On ne voit point les militaires détachés, transporter l'épidémie dans les localités nouvelles ; quelques cas isolés continuent seulement à paraître parmi eux. Une ville semble faire exception, mais l'identité des méningites civiles ne m'y semble point exactement démontrée, et le fût-elle, on pourrait admettre, au sein de sa garnison assez nombreuse, la formation d'un foyer d'infection.

Nous venons d'étudier dans son action le miasme spécial de la méningite, il nous reste maintenant à reconnaître les circonstances qui ont favorisé ses effets, les conditions qui ont fixé le choix des victimes. C'est la seconde partie de notre tâche, la plus facile, mais aussi la moins féconde ; elle rentre dans le domaine de l'observation directe, et consiste surtout dans la constatation des faits accomplis.

Nous avons vu dans la première partie de ce travail la statistique générale, comprenant la distribution des cas par saisons, par âges, par sexes, par domiciles, par professions, etc. (voy. tab. nᵒˢ 5 à 19); recherchons maintenant les causes présumées déterminantes, les influences actuelles que chaque victime venait de subir au moment même où elle a été frappée. J'ai essayé d'établir cette statistique partielle; mais je ne suis guère arrivé qu'à des conclusions négatives. Beaucoup de malades succombaient sans donner aucun renseignement; d'autres ne pouvaient indiquer aucune cause; le plus petit nombre signalait une influence spéciale. M. le professeur FORGET[1] a dressé un tableau analogue, et l'on sera frappé de la conformité de nos résultats.

TABL. 20.

Causes déterminantes.

	Clinique de la faculté.	Cas militaires.	Cas civils.	Total.
Chagrins et nostalgie.		3		3
Colère.	1			1
Chute.	1			1
Excès de boisson.	3	10	3	16
Débauche.		1		1
Fatigues.		3	1	4
Insolation.		1		1
Refroidissement.	5	3	1	9
Cause inconnue.	30	63	7	100
Total.	40	84	12	136

Ainsi, sur 156 malades on n'a noté que 55 fois une cause présumée déterminante; n'est-ce pas un nouvel argument en faveur de l'existence du miasme?

Les influences extérieures, rejetées comme causes pre-

[1] RELATION DE L'ÉPIDÉMIE DE MÉNINGITE ENCÉPHALO-RACHIDIENNE, observée à la clinique médicale de la faculté de Strasbourg en 1841, par M. le professeur FORGET.

mières, doivent certainement tenir leur place comme adjuvants énergiques. Le froid a favorisé l'encombrement ; il a prédisposé aux inflammations des membranes séreuses en enrayant les fonctions de la peau ; il a puissamment agi sur les centres nerveux par la sensation douloureuse qu'il occasionne, et par la réaction qu'elle provoque. Une cause de cette nature, sans cesse présente, a dû faciliter l'action des miasmes et contribuer à leur direction ; elle figure neuf fois dans notre tableau. Les troupes ont été fréquemment exercées pendant les froids les plus vifs. Des hommes ont été frappés à l'issue des gardes, des revues d'instruction et du service de nuit.

La chaleur de mai est-elle pour quelque chose dans l'essor qu'a pris alors l'épidémie civile ? Cet autre extrême de température est placé à juste titre parmi les causes des phlegmasies cérébrales. Chez un militaire on a pu croire aux effets de l'insolation.

Les fatigues musculaires, marches forcées, exercices de tout genre ont contribué au développement de la lésion de la moelle épinière ; leur influence sur elle est un fait acquis à la science ; elle a été évidente chez quatre sujets.

Quelques militaires étaient sous l'empire de profondes préoccupations morales ; trois fois j'en ai constaté l'existence ; elle est encore démontrée par la forte proportion des méningites dans les classes de 1854 et 1855, qui plus que toutes les autres ont souffert de la nostalgie.

L'abus des boissons alcooliques est de toutes les causes accidentelles celle qui a agi avec plus de puissance ; notre tableau l'a signalé dans seize cas ; maintes fois la maladie a éclaté après une ivresse complète ou après plusieurs jours d'excès. Elle a paru, chez un remplaçant, le jour de sa rentrée au service, à la suite de débauches prolongées.

Tous les âges de la vie militaire ont été frappés par la méningite, mais la vingtième et la vingt-unième année, la vingt-cinquième et la vingt-sixième ont fourni les 0,67 des décès. Ces proportions dépendent non de l'influence spéciale de ces âges, mais du nombre, de l'arrivée récente au corps et de l'état moral des individus qui leur appartenaient. Comment expliquer la prédilection de la maladie pour les âges de 14 à 21 ans, de 7 à 14, de 28 à 35, de 3 à 7, de 42 à 50 dans la population civile, suivant l'ordre que je viens d'indiquer? On ne peut qu'enregistrer le fait sans en tirer de conséquences, en rappelant qu'il a déjà été observé dans quelques-unes des anciennes épidémies. Les âges les plus avancés ont payé leur tribut à la maladie aussi bien que les premières années de l'existence (voy. tab. nos 14 et 18). La différence entre les deux sexes a été légère (voy. tab. n° 14).

J'ai noté 26 constitutions fortes, 15 faibles ou médiocres, 25 tempéraments sanguins, 5 lymphatiques, 6 nerveux, 2 bilieux; M. Forget, 23 constitutions fortes, 9 moyennes et 7 faibles; Il indique la prédominance du tempérament lymphatico-sanguin. La force de la constitution paraîtrait donc constituer une prédisposition spéciale; du reste toutes les conditions organiques ont été indifféremment frappées.

Presque toujours les malades ont été atteints au milieu de la santé la plus parfaite. Je n'ai rencontré comme maladies préexistantes, qu'une fièvre intermittente, une épilepsie, quelques bronchites légères et quelques diarrhées. M. Forget a vu naître la méningite chez un sujet rachitique et cacochyme et chez un phthisique au troisième degré. On ne l'a observée chez aucune femme enceinte.

La profession militaire est manifestement la prédisposition la plus puissante; c'est dans son sein que la maladie a pris naissance; elle a fourni les exemples des principales épidémies, et à Strasbourg le plus grand nombre des cas. La troupe de ligne a plus souffert que les armes spéciales; les militaires non gradés plus que les autres, les officiers ont été épargnés; preuve évidente de l'influence d'un séjour prolongé au foyer d'infection et de la puissance préservatrice de conditions hygiéniques meilleures. Cette dernière conclusion ressort encore d'une manière bien frappante du tableau des professions civiles [1]. Presque toutes exposent à de grandes fatigues, et appartiennent aux classes peu aisées de la société. Ici comme dans la plupart des épidémies, c'est la population pauvre qui a supporté le poids du fléau, et la misère avec ses tristes conséquences a été la plus active des prédispositions.

Telle est l'histoire des causes de l'épidémie de Strasbourg, considérée sous ses principaux points de vue. Rappelons, en terminant, que l'existence d'un miasme *sui generis*, ayant son origine dans l'encombrement, constitue le fait capital qui domine l'étiologie tout entière.

III. SYMPTOMATOLOGIE.

Nous comprenons dans la symptomatologie l'histoire de l'invasion, des symptômes, de la marche, des crises, de la durée, des terminaisons et des variétés de la méningite.

[1] Voy. tabl. n° 15, profession des décédés. Le tableau des malades traités à la clinique de la faculté fournit les mêmes résultats. Pour les hommes : cordonniers 3, ferblantier 1, huissier 1, journaliers 3, libraire 1, menuisier 1, ouvriers militaires 2, palfrenier 1, serrurier 1, tailleur 1, tisserand 1, profession inconnue 5. Pour les femmes : couturière 1, blanchisseuses 2, servantes 10, ouvrière en tabac 1, filles publiques 3, profession inconnue 2. (Relation de M. FORGET).

1° INVASION.

Il est vraisemblable qu'il s'écoulait un certain temps entre l'impression de la cause et le développement des premiers phénomènes morbides ; mais comme on ne pouvait déterminer avec précision l'instant même où cette cause pénétrait dans l'organisme, la période d'incubation est restée complétement inconnue.

L'invasion a-t-elle été foudroyante, a-t-elle été annoncée par des phénomènes précurseurs ? L'absence des prodromes est généralement considérée comme un des principaux caractères de la méningite épidémique. Cette opinion n'est point en rapport avec les faits que j'ai recueillis. Sur 94 malades, 45 ont présenté des phénomènes précurseurs. Les 49 individus, chez lesquels on n'en a point constaté, ont été vus la plupart, pour la première fois, lorsque déjà ils avaient perdu connaissance ; beaucoup d'entre eux ont succombé sans recouvrer leurs facultés intellectuelles, et on n'a pu obtenir sur leurs antécédents aucun renseignement positif. On n'a donc point la preuve positive de l'absence des prodromes dans ces 49 cas ; il est à croire au contraire qu'ils ont fréquemment existé sans avoir été reconnus. M. Forget est arrivé à la même conclusion pour les faits recueillis à la clinique de la faculté.

L'invasion foudroyante n'est donc point constante dans l'épidémie de Strasbourg ; elle constitue l'exception et non la règle ; elle a existé au plus dans un tiers ou un quart des cas ; sa proportion est restée la même à toutes les époques.

Mais pour n'être point la plus commune, la brusque explosion des symptômes n'en doit pas moins être considéré comme un des phénomènes les plus remarquables. Tout à coup, au milieu de la santé la plus parfaite, des hommes pleins de jeunesse et de force étaient atteints des accidents les plus graves ; ils succombaient en peu d'heures sans qu'aucun trouble fonctionnel eût précédé cette subite invasion. Des militaires ont été frappés dans la rue, à l'exercice, dans les casernes, pendant leur repas ; ils tombaient comme foudroyés, et l'on transportait à l'hôpital dans un état désespéré des hommes qui peu auparavant faisaient leur service sans se plaindre.

Trois malades ont été frappés pendant leur sommeil. L'un d'eux qui la veille encore paraissait bien portant se réveilla avec une céphalalgie atroce et mourut en peu d'heures ; un autre qui n'avait accusé qu'une légère douleur de tête, fut pris tout à coup d'un délire furieux ; le troisième qui s'était couché dans un état peu grave, fut trouvé le matin sans connaissance. A Aigues-Morte [1] on a observé deux fois cette invasion pendant le sommeil.

. La maladie éclatait avec ses symptômes caractéristiques élevés au plus haut degré de violence : voici dans l'ordre de leur fréquence ceux qui ont paru les premiers : céphalalgie 20 fois, céphalalgie avec étourdissements 2, avec perte incomplète de connaissance 5, avec délire 2, perte de connaissance subite ou très-prompte 10, perte de connaissance avec mouvements convulsifs 2, délire avec rachialgie 2, avec douleur dans les membres 2, avec mouvements convulsifs 2. Le céphalalgie prédomine, la perte de connaissance tient le second rang, avec le délire qu'accompagnent toujours d'autres lésions ; enfin les douleurs

[1] RELATION HISTORIQUE DE LA MÉNINGITE CÉRÉBRO-SPINALE qui a régné épidémiquement à Aigues-Morte, par M. le docteur SCHILIZZI. Obs. 27 et 28.

dans le rachis et dans les membres viennent en dernière ligne, parmi les symptômes initiaux de la méningite subitement déclarée.

Examinons maintenant les cas annoncés par des phénomènes précurseurs.

Les prodromes ont été généralement fort courts. Ils ont duré un jour ou moins chez 12 malades, deux jours chez 15, trois jours chez 7, quatre jours chez 7, cinq jours chez 2, six jours chez 5, quatorze jours chez un seul. Cette courte durée des prodromes, aussi bien que leur absence, n'autorise-t-elle pas à classer cette invasion parmi les plus foudroyantes que l'on connaisse ?

Les phénomènes précurseurs étaient les suivants, dans l'ordre de leur fréquence : céphalalgie 55 fois, frissons 15, nausées et vomissements 15, rachialgie 5, douleurs dans les membres 2, vertiges 2, malaise 2 ; diarrhée 2, délire 1, tremblements 1, mouvement fébrile 1. La céphalalgie vient encore en première ligne ; à peu d'exceptions près, elle figurait toujours dans l'état prodromal. Il est à croire que ce phénomène a souvent absorbé l'attention des malades, et que les frissons, les nausées et les douleurs dans le dos et les membres ont été plus fréquents que nous ne l'avons reconnu. On remarquera la rareté des prodromes gastriques ; la plupart des phénomènes appartenaient au trouble du système nerveux. Le plus souvent la scène était ouverte par plusieurs lésions à la fois ; l'association la plus commune a été celle de la céphalalgie, des frissons et des nausées. Ces accidents paraissaient tout à coup et n'avaient qu'une intensité médiocre, hors de proportion avec le danger qui menaçait les malades ; après une courte durée, l'état prodromal faisait subitement place aux symptômes caractéristiques.

Le mode d'invasion n'a point été sans influence sur la marche et le danger de la maladie. Sur 49 cas à invasion subite, 28 ont été mortels, ou 57 sur 100 ; sur les 45 cas avec prodromes, 25 ont eu une issue funeste, ou 54 sur 100. La durée est restée à très-peu de chose près la même pour les deux catégories. L'absence des prodromes a donc augmenté le péril, mais dans une faible proportion ; on devait s'y attendre en se rappelant la courte durée de ces phénomènes précurseurs. L'état prodromal offrait trop peu de différences individuelles pour que le pronostic ait pu varier suivant sa nature. La durée des prodromes a cependant exercé une action réelle et qui mérite d'être notée ; les plus courts semblaient annoncer l'état le plus grave ; les cas où ils n'ont point dépassé un jour comptent 8 décès sur 12, ou 66 sur 100 ; tous les autres 15 sur 55 ou 46 sur 100.

Il résulte des faits qui précèdent que l'invasion de la méningite a été quelquefois foudroyante, mais que le plus souvent elle a été annoncée par des phénomènes précurseurs ; que les prodromes, généralement d'une courte durée, ont consisté presque exclusivement en dérangement des fonctions du système nerveux ; que le danger de la maladie a été plus grand dans les cas à invasion subite ou à prodromes très-courts.

2° SYMPTÔMES.

Nous suivrons l'ordre physiologique dans l'exposition des symptômes ; chaque appareil, chaque fonction seront explorées séparément ; cette étude isolée nous fournira l'expression complète des phénomènes morbides examinés dans toutes leurs manifestations.

1° *Appareil cérébro-spinal.*

Siége presque exclusif des lésions anatomiques, l'appareil cérébro-spinal est le point de départ des symptômes fondamentaux. La symptomatologie tout entière consiste, pour ainsi dire, dans le trouble des fonctions du système nerveux.

A. *Lésions de la sensibilité. La céphalalgie* a été le plus constant de tous les symptômes ; je ne connais pas un seul cas léger ou grave dans lequel ce phénomène ait manqué, si ce n'est peut-être dans les méningites foudroyantes qui éteignaient à la fois la sensibilité et la vie.

Son siége a été variable ; le plus souvent elle commençait par le front ; d'autres fois elle se développait d'abord à la nuque ; bornée à une seule région au début, presque toujours elle finissait par envahir la totalité de la tête.

Quelquefois légère, le plus souvent aiguë, atroce même, elle arrachait des cris et des gémissements que rien ne pouvait calmer ; le malade s'agitait dans le désespoir ou restait plongé dans un profond abattement. La douleur revêtait des formes multipliées, pulsative, térébrante, lancinante, aiguë, gravative, analogue aux sensations produites par un poids énorme, par la compression dans un étau, par des coups de lance répétés, par l'introduction de vrilles et de clous ; les malades variaient les tristes comparaisons que leur inspiraient ces cruelles souffrances.

La céphalalgie se développait dès le début, et persévérait pendant tout le cours de la maladie ; effacée momentanément par le délire ou le coma, elle reparaissait ensuite et constituait le plus tenace des symptômes ; elle était sujette à des exacerbations vers le soir, à des retours

6.

subits après deux ou trois jours d'interruption. La lumière, le bruit, mais surtout les mouvements augmentaient la douleur ; souvent les malades restaient immobiles, la tête entre leurs mains et la comprimant avec force ; d'autres fois ils se livraient à une inexprimable agitation. La céphalalgie a accompagné tous les symptômes avec lesquels elle était compatible ; elle a existé avec et sans fièvre, à l'état aigu comme à l'état chronique ; sa violence a souvent produit du délire.

La *rachialgie* a été fréquente, quoique moins constante que le phénomène précédent ; elle n'a manqué que dans les variétés purement céphalalgiques ou dans les formes foudroyantes et promptement mortelles ; elle constituait le plus caractéristique des symptômes, le signe vraiment pathognomonique de la méningite cérébro-spinale.

La douleur a occupé tous les points de la colonne vertébrale ; mais rarement chez le même malade elle s'étendait à la totalité du rachis. La portion cervicale a été son siége le plus fréquent, puis les régions lombaire et sacrée, et en troisième lieu seulement la région dorsale. Cette douleur était aiguë, cruelle, arrachant des cris au malade, revêtant les mêmes formes que la céphalalgie, mais généralement moins atroce ; elle n'était point augmentée par la pression la plus intense, les mouvements l'exaspéraient, elle enchaînait les malades dans une immobilité qu'on pouvait prendre pour une roideur tétanique ; elle déterminait une attitude toute particulière, le renversement de la tête sur la nuque, une forte courbure du tronc en arrière. D'autres fois une agitation terrible accompagnait les douleurs ; le malade se livrait à des convulsions extraordinaires, comme pour se débarrasser d'un poids affreux.

Rarement les douleurs du rachis ont paru dès le début ;
le plus souvent elles succédaient à la céphalalgie et s'asso-
ciaient à ce symptôme ; moins tenaces, que lui, elles ne persistaient point pendant tout le cours de la maladie, lorsque
celle-ci avait une durée très-longue ; elles étaient sujettes à
des alternatives très-marquées de rémission et d'exacerbation ; elles se sont fréquemment compliquées de délire et
de perte incomplète de connaissance.

Moins fréquentes que les deux autres symptômes, *les
douleurs dans les membres* ont paru environ dans un tiers
des cas. Elles siégeaient plus particulièrement aux extrémités abdominales et à leur face postérieure, plus rarement
elles atteignaient les bras ; d'autres fois elles frappaient toutes
les extrémités en même temps. Elles ont acquis une intensité extrême, lancinantes, continues, atroces même, enrayant les mouvements de manière à empêcher la marche,
accompagnées de contractions musculaires, de crampes et
de spasmes dont les malades se plaignaient beaucoup. Ces
douleurs se combinaient aux maux de tête, mais surtout
à la rachialgie ; elles ont occasionné le délire ; elles ont
existé seules ou tellement prononcées qu'elles effaçaient les
autres symptômes.

Dans deux cas seulement ce phénomène a prédominé
dès le début. Moins persistant que la céphalalgie, moins
continu et paraissant par accès, il cessait ordinairement
dans la dernière période de la méningite. Malgré leur
acuité, les douleurs des membres n'annonçaient pas un
danger plus grave. Sur 16 cas où elles ont été très-intenses,
on n'a compté que 7 décès.

De vives douleurs se développaient encore dans diverses
régions : aux épaules, aux mâchoires, sur toute la surface

du corps qui semblait atteinte d'un éréthisme général tellement prononcé que le moindre contact augmentait les
souffrances et les convulsions.

La surexcitation de la sensibilité constituait donc un des
symptômes les plus caractéristiques de la méningite; les
altérations anatomiques siégeaient presque exclusivement
dans la pie-mère; c'est une preuve nouvelle de l'influence
qu'exercent sur cette fonction les affections de la surface du
cerveau.

On devait supposer que *les organes des sens* présente-
raient les désordres les plus graves dans une maladie qui
s'étendait à toute la superficie du système nerveux; il n'en
a point été ainsi; ces lésions forment l'exception et non la
règle.

L'injection de la conjonctive oculaire a été rarement
notée. Six fois, j'ai constaté de véritables *ophthalmies;*
trois peu graves pendant la convalescence, trois autres
pendant le cours d'affections qui toutes ont été mortelles,
elles s'étaient manifestées deux fois le quatrième, une fois
le septième jour. L'inflammation bornée aux paupières déterminait une abondante sécrétion de pus. On a constaté
encore un cas d'iritis et quelques obscurcissements de la
cornée. Une fois j'ai vu des traces de toile glaireuse se former cinq heures avant la mort. A Versailles, on a signalé
le mucus puriforme des paupières; à Aigues-Morte, l'oph-
thalmie, assez fréquente, s'accompagnait de la même sécrétion. Cette inflammation n'était point purement intercur-
rente et accidentelle; elle semblait dépendre de la maladie
principale.

Les pupilles examinées dans 24 cas, au début de la
maladie et au milieu des accidents les plus graves, étaient

dilatées fortement 11 fois, médiocrement 4, contractées 4, dans un état indifférent 2. La dilatation est donc le phénomène le plus fréquent. A Versailles il en a été de même. La dilatation ou la contraction n'étaient point un signe plus fâcheux l'une que l'autre; il y a eu 11 morts et 4 guérisons pour le premier état; pour le second une guérison et 5 décès.

Dans les cas les plus graves, l'œil était le plus souvent fermé : généralement ses mouvements n'offraient rien de particulier; d'autres fois ils étaient irréguliers et le globe semblait agité par de véritables convulsions; on a observé assez fréquemment une forte rétraction de l'œil en haut, la cornée transparente restant cachée par la paupière supérieure.

Les troubles de la vision ont été extrêmement rares. Un malade s'est plaint d'un obscurcissement de la vue, remplacé bientôt par une diplopie qui a duré trois jours; un second a été également affecté d'une diplopie très-caractérisée, mais dont la durée n'a pas été plus longue : ces deux hommes ont guéri. Qu'on ajoute à ces deux cas les accidents occasionnés par les ophthalmies, et l'on aura dressé la courte liste des lésions de la vue constatées sur un total de près de cent malades. A la clinique de la faculté, mêmes résultats; on ne signale que quelques hallucinations et affaiblissements de ce sens. A Versailles on a noté des douleurs au fond des orbites, la vision gênée, double, parfois abolie; à Aigues-Morte, la diplopie, la perte d'un œil.

Cette rareté des lésions de la vue dans la méningite a de quoi étonner quand on la rapproche de ce fait, que la sécrétion purulente de la pie-mère avait pour siége de prédilection la commissure des nerfs optiques.

On ne peut considérer comme une cécité véritable l'abolition de la vision chez les malades plongés dans le coma;
elle reconnaissait évidemment pour cause l'état de l'encéphale qui ne percevait plus aucune impression. Notons
même que dans quelques-uns de ces cas, l'œil n'était point
frappé d'une insensibilité complète; lorsqu'on l'entr'ou-
vrait, le globe s'agitait pour se dérober à l'action de la
lumière, et les paupières se contractaient avec force pour
le recouvrir.

Les altérations de l'ouïe se sont présentées à peu près
dans les mêmes proportions. Il y a eu des bourdonnements,
des tintements d'oreille, des bruits de toute nature, mais
le plus souvent étouffés par d'autres sensations. Une seule
fois ces bourdonnements prédominaient et fatiguaient le
malade plus que les autres symptômes. J'ai observé un
exemple de véritable hallucination de l'ouïe; le militaire
qui en était atteint entendait la voix de ses parents et était
convaincu de leur présence.

Six fois la surdité a été complète; elle avait paru 4 fois
au milieu de la maladie, 2 fois à son début. Ce symptôme annonçait toujours un état très-grave; 5 de ces cas
ont été mortels. On a encore observé pendant la convalescence une surdité prolongée, analogue à celle qui se développe à la suite des fièvres typhoïdes.

Quant à l'odorat et au goût, rien de particulier n'a été
noté; on comprend que les lésions de ces sens, si elles ont
existé, ont dû être effacées par les autres symptômes.

La sensibilité cutanée a été fréquemment accrue au
point que le moindre contact développait les douleurs les
plus vives. Cette sensibilité persistait même dans les cas
foudroyants où la vie de relation semblait complétement

éteinte. Des hommes sans mouvements, sans connaissance, éprouvant déjà dans la respiration un trouble précurseur de la mort, tressaillaient à la piqûre des saignées, à l'application des ventouses, remuaient un membre lorsqu'on le pinçait avec force. La sensibilité de la peau était la dernière des fonctions sensoriales qui survécût ; elle n'a jamais été abolie isolément et partiellement, elle a persisté dans les paralysies ; elle n'a cessé que dans les cas de la plus haute gravité et dans les derniers moments de la vie ; mais alors ce n'était plus une lésion distincte, c'étaient les prodromes de la mort qui s'emparait peu à peu de tous les organes.

L'altération *de la face* a été constante ; chez tous les sujets les traits portaient l'empreinte de la douleur la plus profonde. Dans les méningites foudroyantes, lorsque la connaissance était perdue, l'expression était stupide et fixe, analogue à celle qui caractérise le dernier degré de l'ivresse. Lorsque, au contraire, elle persistait, complète ou incomplète, la face portait l'empreinte des souffrances les plus atroces, souvent même celle du désespoir. Tantôt les traits immobiles annonçaient une profonde concentration, tantôt au contraire la face grimaçante et agitée par des contorsions convulsives variait à chaque instant l'expression de la douleur. Dans les formes hectiques, on observait assez fréquemment l'air de stupeur qui appartient aux fièvres typhoïdes. Longtemps l'empreinte de la douleur persistait après que celle-ci avait cessé ; chez les convalescents, l'altération profonde des traits témoignait encore de tout ce que ces malheureux avaient souffert.

Plusieurs malades, dans le coma ou le délire, portaient incessamment leurs mains aux organes de la génération.

Ces mouvements dépendaient-ils de l'irritation spinale ou de l'affection du cervelet? L'autopsie n'a pu résoudre la question ; elle a démontré la présence simultanée du pus sur ces deux portions du centre nerveux. Une fois seulement le cervelet n'en offrait point, tandis que la moelle était couverte d'une pseudo-membrane très-épaisse, à partir de la région dorsale.

B. *Lésions de la motilité.* Les organes des mouvements ont été le siége de désordres remarquables, en rapport avec l'altération matérielle des centres nerveux.

L'attitude était caractérisée par le renversement de la tête en arrière et par une flexion prononcée du rachis dans le même sens. Le plus souvent cette courbure se bornait à la nuque, d'autres fois le tronc tout entier était fléchi en arc de cercle à convexité antérieure.

Cette attitude n'existait point dès le début ; elle ne se manifestait que lorsque les symptômes avaient déjà acquis une certaine intensité ; elle persistait soit jusqu'à la mort, soit aussi longtemps que la maladie conservait une véritable gravité ; elle cessait par moments et reparaissait pendant les exacerbations. Quelquefois elle coïncidait avec une immobilité complète, le plus souvent cependant elle alternait avec une agitation convulsive, le malade se débattait avec véhémence, et quand épuisé par la fatigue et la douleur il redevenait immobile, le tronc reprenait cette position renversée. Elle a persisté pendant les mouvements les plus violents.

Ce renversement en arrière existait dans toutes les variétés, non-seulement dans celles où prédominaient les phénomènes rachidiens, mais encore dans les méningites caractérisées par une perte absolue de connaissance, ou par une violente céphalalgie sans douleur dans la colonne vertébrale. Il reconnaissait pour cause tantôt la contraction volontaire des muscles extenseurs du rachis, sous l'influence de la douleur ; tantôt la contracture spasmodique de ces muscles, déterminée par l'inflammation de la pie-mère rachidienne à l'origine de leurs nerfs.

Lorsque l'attitude caractéristique manquait, et c'était l'exception, le malade prenait diverses situations pour échapper à la douleur. Si l'affection se prolongeait, on observait fréquemment le décubitus qui appartient à la fièvre typhoïde.

La contracture a encore occupé d'autres portions du système locomoteur ; elle en a envahi la totalité. Elle a existé partiellement ; deux fois les bras demi-fléchis offraient une forte résistance à l'extension et étaient le siége de vives douleurs. Cet état a été rare, je ne l'ai point remarqué aux extrémités inférieures, peut être faute d'exploration suffisante. Il s'est développé de véritables crampes, contractions spasmodiques très-douloureuses dans les muscles des mollets et des cuisses.

On n'a point observé de trismus avec conservation de la connaissance. Mais dans les cas d'agitation convulsive avec coma, les mâchoires restaient souvent serrées jusqu'aux derniers moments, sans qu'il fût possible de les séparer et d'introduire aucune boisson.

Si quelques malades étaient tenus immobiles par l'intensité des douleurs ou par la contracture générale des muscles, le plus souvent, au contraire, ils étaient en proie à une agitation des plus vives. Tantôt cette agitation provenait de mouvements volontaires exécutés sous l'influence de la douleur et pour se dérober à ses atteintes, tantôt elle accompagnait le délire ou la perte de connaissance. Les malades se débattaient et se tordaient dans une agitation effrayante ; quelques-uns ont été liés sur le brancard pendant leur transport à l'hôpital et présentaient aux poignets la trace profonde de leurs liens ; la camisole et les efforts de plusieurs infirmiers étaient nécessaires pour les maintenir dans leur lit. Les uns poussaient des cris inarticulés, analogues à ceux d'une bête fauve, les autres s'agitaient dans un silence absolu. C'était un misérable spectacle que celui de tant d'hommes dans toute la force de la jeunesse et naguère encore pleins de santé, se débattant en désespérés au milieu de convulsions affreuses, triste prélude d'une fin inévitable.

M. Forget a observé le tremblement des membres comme phénomène assez saillant, pour faire croire à un *delirium tremens ;* il a vu de véritables accès épileptiformes.

Quelle était la cause de cette agitation convulsive ? Tantôt elle était produite par des mouvements volontaires, exécutés sous l'influence de la douleur, conséquence et expression des lésions de la sensibilité. Dans d'autres cas, où la connaissance était perdue, elle dépendait évidemment de l'irritation des portions de la moelle qui président à la motilité. Une affection de toute la superficie de cet organe, ne devait-elle pas se traduire par des convulsions aussi bien que par des douleurs ?

Jusqu'ici nous avons vu les mouvements exaltés et pervertis, examinons les lésions qui consistent dans leur *affaiblissement*. On s'étonnera de la rareté et du peu d'intensité de ce second ordre de symptômes.

Un sentiment de lassitude paraissait dès le début, mais il était bientôt effacé par les autres phénomènes. L'agitation convulsive n'allait point jusqu'au moment même de la mort ; elle faisait place à une période d'affaissement plus ou moins longue, pendant laquelle les forces musculaires, comme toutes les fonctions, semblaient anéanties. Si la terminaison était heureuse, le malade arrivait à la convalescence, profondément affaibli, et un temps très-long était nécessaire pour réparer cet épuisement. Nier que la lésion de la moelle fut pour quelque chose dans cet état serait certainement peu rationnel, mais aucun caractère positif ne démontrait que l'affection rachidienne fut la source de cette faiblesse consécutive. La prostration des forces était en rapport avec la durée de la maladie, avec la fatigue des convulsions, l'intensité des douleurs, la nature du traitement ; elle ne différait point de celle, qu'à égalité de conditions de ce genre, on observe dans toute maladie grave. L'histoire du symptôme suivant vient encore à l'appui de cette opinion.

La paralysie s'est présentée beaucoup plus rarement qu'on ne devait le présumer d'après la constance et la gravité des altérations organiques des centres nerveux ; je ne l'ai observée que trois fois sur quatre-vingt-dix-neuf sujets ; M. Forget l'a signalée comme un fait exceptionnel ; M. Faure ne la comprend pas dans sa description des symptômes de l'épidémie de Versailles ; à Aigues-Morte on n'en a noté qu'un seul exemple ; elle n'est point mentionnée d'une manière spéciale dans la maladie d'Avignon en 1840 et 1841 et dans le typhus convulsif observé pendant les mêmes années dans les provinces méridionales de l'Italie [1]. La rareté de ce symptôme est donc un fait démontré et commun à toutes les épidémies de méningite.

[1] Voy. Revue médicale. Numéros de mai et juin 1842.

Un des trois exemples que j'ai recueillis n'appartient à la méningite que d'une manière indirecte. Une apoplexie véritable s'est développée le douzième jour, et l'autopsie a démontré l'existence d'une hémorrhagie ventriculaire. L'observation présentait un mélange des symptômes des deux affections, une hémiplégie complète avec coma, la contracture des muscles non paralysés et le renversement de la tête en arrière.

La paralysie n'a jamais été un phénomène initial, elle a paru le quinzième et le cinquante-sixième jour dans les deux cas où elle était primitivement causée par la méningite. Son début ne coïncidait point avec une altération profonde de l'intelligence. Chez le premier malade, elle succédait à une contracture douloureuse, elle a occupé le bras droit seul et a persisté jusqu'à la mort, mais sans faire de progrès ; chez le second, annoncée par de vives douleurs dans les membres et dans le rachis, elle s'est étendue aux deux extrémités gauches ; après cent neuf jours le malade est sorti incomplétement guéri. Dans ces deux cas, les mouvements n'étaient point entièrement abolis, la sensibilité persistait, et de vives douleurs se développaient parfois dans les membres paralysés ; la langue sortait droite ; le rectum et la vessie n'avaient point perdu leur contractilité ; les facultés intellectuelles n'étaient que momentanément altérées par le délire ; les deux sujets étaient dans un état de maigreur voisin du marasme.

La cause de ces paralysies me parait résider dans l'encéphale et non dans la moelle épinière ; l'affection était toujours latérale, elle épargnait la vessie et le rectum, elle siégeait aux membres supérieurs ou inférieurs, sans s'étendre aux muscles qui reçoivent leurs nerfs de portions inférieures ou correspondantes de la moelle. L'anatomie pathologique explique la rareté de ces paralysies, en démontrant que les lésions matérielles siégeaient à la superficie des centres nerveux sans pénétrer dans leur tissu, et que les fausses membranes de la pie-mère étaient trop peu épaisses pour exercer sur eux une notable compression.

C. *Lésions de l'intelligence.* Les vertiges figurent parmi les phénomènes initiaux ; plus tard les autres symptômes les effacent, et ils ne reparaissent plus que liés à la céphalalgie et à la suite de crises violentes. Parfois ils ont obscurci les idées et ils rendaient la marche impossible. Deux des malades observés à la clinique de la faculté, ont éprouvé une espèce de tournis qui les obligeait à pirouetter sur eux-mêmes, pour tomber ensuite et ne plus se relever.

Le *délire* a rarement manqué ; on ne compte qu'un petit nombre de faits dans lesquels les facultés intellectuelles soient restées constamment intactes ; elles étaient alors absorbées ou surexcitées par la douleur.

L'intelligence était loin d'être lésée pendant tout le cours de la maladie ; le plus souvent sa perversion était passagère, elle cessait et reparaissait, alternait avec d'autres symptômes, particulièrement avec les douleurs et le coma. Elle ne constituait point un phénomène initial. Quelquefois une question précise interrompait le délire qui se reproduisait dès qu'on abandonnait le malade à lui-même. Dans plusieurs cas ce symptôme a été continu et s'est prolongé jusqu'à quinze et vingt jours, mais rarement il persistait sans interruption au delà de cinq à six jours, et si la maladie revêtait une forme hectique et durait plusieurs semaines, alors le délire devenait rémittent et ne se manifestait plus que par intervalles, principalement le soir et pendant la nuit.

Souvent le délire reconnaissait pour cause une lésion primitive des facultés intellectuelles , d'autres fois il était produit par l'acuité même des douleurs.

Son intensité a varié ; il était plutôt un phénomène accessoire que fondamental , mais il a dominé dans plusieurs cas. Tantôt les malades agités et furieux se débattaient et cherchaient à s'enfuir en poussant de grands cris ; tantôt ils exhalaient leur délire en plaintes, en gémisséments , en paroles incohérentes et ils ne se portaient à aucun acte particulier ; d'autres restaient sombres et taciturnes. Le délire n'était furieux que dans les premiers moments ; plus tard il devenait calme , intermittent, et ne s'exaltait que pendant les exacerbations. Il n'était point exclusif , toutes les facultés de l'intelligence semblaient également lésées.

Le délire a revêtu cinq fois des formes particulières à l'aliénation mentale ; trois de ces cas ont été mortels. Un malade a eu des hallucinations de l'ouïe qui lui ont fait croire à la présence de ses parents ; un autre s'imaginait qu'on avait coupé son corps en deux parties et qu'on avait ensuite rajusté ces fragments ; trois militaires (obs. 45, 54 et 77) qui semblaient jouir de leurs facultés , commettaient une singulière erreur qu'aucun raisonnement ne pouvait détruire ; ces malheureux se croyaient dans leur pays ; deux d'entre eux qui ont survécu ont persisté huit et quinze jours dans cette opinion délirante , et sur tous les autres points leur raison paraissait intacte. L'erreur s'est dissipée peu à peu et les malades se rappelaient parfaitement combien leur conviction avait été profonde. Celui qui a succombé a présenté le rare exemple dans la méningite , d'un délire gai jusqu'à ses derniers instants.

Le fait suivant démontre quel trouble profond éprouvaient les facultés intellectuelles, même dans les cas où elles semblaient à peine altérées ; la plupart des malades, une fois guéris, avaient entièrement perdu le souvenir des premiers jours de leur affection. Beaucoup d'entre eux étaient fort étonnés de se trouver à l'hôpital, ils ignoraient comment on les y avait transportés ; ils avaient oublié les premières applications de remèdes, même les plus douloureuses, et s'ils se rappelaient quelques-unes des circonstances de l'invasion, d'autres étaient entièrement effacées de leur souvenir. Cette absence complète de mémoire s'est rencontrée chez des hommes dont l'état au début était loin de faire soupçonner une lésion aussi grave de l'intelligence.

L'insomnie a caractérisé quelques prodromes ; la nuit a été fréquemment signalée par la recrudescence des douleurs et du délire, mais dans les cas très-aigus son influence était nulle ; un grand nombre d'exacerbations ont eu particulièrement lieu dans l'après-midi. Le sommeil était souvent calme dans les formes hectiques.

La perte de connaissance a prédominé dans une des formes de la maladie ; elle a existé à des degrés divers dans un grand nombre de cas.

Perte absolue de connaissance, persistance de la sensibilité, surexcitation de la motilité, tel était l'état le plus commun. Les malades avaient-ils conscience des douleurs atroces qu'exprimaient leurs convulsions et l'altération de leurs traits ? Il est permis d'en douter ; cette opinion consolante est rendue très-vraisemblable par l'absence de manifestation intellectuelle et de tout souvenir chez ceux qui ont survécu. A un degré plus grave, toute trace de sensibilité avait disparu, c'était la transition au coma complet, caractérisé par l'abolition de toutes les fonctions de relation.

Dans quelques circonstances la perte de connaissance n'é-
tait point absolue; à force d'excitations on obtenait du malade un regard , un mouvement , un effort pour prononcer
quelques mots ; mais bientôt il retombait dans le même
accablement. On a observé un état analogue à la stupeur
typhoïde , un subdélirium caractérisé par un mélange de
suspension et de perversion des facultés intellectuelles.

La perte de connaissance a été souvent un phénomène
initial ; accompagnée d'agitation convulsive , puis d'un
collapsus profond , elle durait jusqu'à la mort, lorsque
celle-ci était prompte. Mais si la maladie se prolongeait ,
le coma cessait ordinairement du troisième au sixième
jour. Ce retour de l'intelligence n'annonçait que l'amélioration d'une fonction , il était loin d'être le signe certain
d'une terminaison heureuse. Les facultés intellectuelles ,
accablées pendant la période de congestion , semblaient
renaître lorsque l'épanchement purulent était formé. Tous
les autres symptômes persistaient et allaient en s'aggra-
vant , et dans les derniers moments de la vie , la réapparition du coma mettait fin à cette scène de douleur.

2° *Appareil digestif.*

Il importe de déterminer le rôle que joue dans la méningite la lésion de cet appareil. Est-elle essentielle ou primitive, accidentelle ou secondaire ? L'étude attentive des
symptômes résoudra le problème.

Les nausées et les vomissements ont existé presque toujours, au début de la maladie et pendant sa première période ; ils cessaient ensuite ou devenaient plus rares , mais
ils se reproduisaient pendant les exacerbations, comme si
la période initiale se fût manifestée de nouveau. Ils accom-

paguaient indifféremment tous les autres symptômes, même la perte de connaissance. Ils déterminaient un violent malaise. Les matières rejetées consistaient en un liquide verdâtre fortement coloré par de la bile. Une fois un lombric y était mêlé; ce fait a été fréquent à Versailles. Ces vomissements ne peuvent être considérés comme l'expression d'une altération primitive de l'estomac; ils constituent certainement un phénomène sympathique dépendant de l'affection cérébro-spinale. Ils n'étaient liés à aucun autre symptôme gastrique, et l'autopsie ne démontrait aucune lésion du ventricule. On sait avec quelle facilité les vomissements se produisent dans les maladies cérébrales et notamment dans la méningite sporadique; tout nous autorise donc à les regarder comme un phénomène purement nerveux.

Naturelle au début et dans les premiers jours, *la langue* blanchissait ensuite, jaunissait et se séchait un peu, rougissait parfois et n'offrait dans ses diverses altérations rien de permanent ni de grave. Elle a présenté par moments l'état qu'on observe dans la fièvre typhoïde, mais d'une manière moins marquée et moins durable; trois fois seulement elle est devenue sèche et fuligineuse et s'est recouverte d'un enduit noirâtre épais.

La salivation complète, le boursoufflement et la pâleur des gencives ont été trois fois la conséquence de l'administration des mercuriaux, mais jamais ce symptôme n'a dépendu de la maladie elle-même. Dans deux cas mortels, des *parotides* se sont développées le quinzième et le vingt-et-unième jour. La nature du délire, l'apparition de pétéchies, la diarrhée, le météorisme, tout annonçait un véritable typhus, et cependant l'autopsie a démontré l'existence de la méningite suppurée la mieux caractérisée.

La *soif* ne paraissait que tard et était peu prononcée ; deux fois seulement elle existait au début de la maladie. Une *anorexie* complète n'étonnera point dans une affection de ce genre. On a généralement remarqué le retour prématuré de la sensation de la faim ; les malades, encore sous le poids d'un danger immédiat, réclamaient des aliments et cherchaient à s'en procurer. Quand on commençait à les nourrir, la digestion s'opérait avec facilité, mais la nutrition et la réparation des forces n'étaient nullement en rapport avec le prompt rétablissement de cette fonction.

La *constipation* presque constante au début se prolongeait rarement au delà des premiers jours ; elle cédait facilement aux divers moyens employés pour la combattre ; elle était remplacée soit par des selles naturelles, soit le plus souvent par de la *diarrhée*. Ce dernier symptôme a été le plus fréquent de tous les phénomènes gastriques ; il a existé dans trente cas ; comme il ne paraissait point avant le sixième ou le septième jour et qu'un tiers des malades succombait avant cette époque, il en résulte que la diarrhée a accompagné le plus grand nombre des cas qui dépassaient cette courte durée. Ce symptôme a été plusieurs fois provoqué par l'emploi des révulsifs intestinaux ; il se développait ordinairement à la fin de la première période ou pendant la seconde, et il a rarement manqué chez les hommes qui ont fait un long séjour à l'hôpital. La diarrhée s'est associée à toutes les formes de la méningite, mais elle ne constituait point un phénomène dominant ; elle se bornait le plus souvent à quelques selles liquides, jaunâtres ou verdâtres ; parfois elles ont été très-abondantes et mêlées de lombrics. Une fois déclarée, elle avait une ténacité très-grande, elle nécessitait un traitement persévérant ; rarement elle a exercé une influence heureuse sur les accidents cérébraux ; elle augmentait le dépérissement et la faiblesse ; plusieurs malades , évidemment guéris de la méningite, ont succombé aux progrès toujours croissants de l'affection gastro-intestinale. L'abdomen n'était point douloureux ; il a offert dans des cas exceptionnels de la tension , du météorisme, de la matité et du gargouillement dans la fosse iliaque droite.

La nutrition était profondément altérée ; les malades arrivaient en peu de temps à un état voisin du marasme. Cet amaigrissement rapide se manifestait sous l'influence des douleurs et de la perversion des fonctions du système nerveux ; il était indépendant de toute affection des voies digestives. Nul doute cependant que la diarrhée n'y ait quelquefois contribué.

L'apparition des symptômes gastriques, loin d'augmenter le péril, semble au contraire l'avoir diminué. La mortalité a été de 45 pour 100 dans les 50 cas où ils ont existé, tandis qu'elle s'est élevée à 57 pour 100 dans les cas où ces phénomènes ont manqué. Cette différence remarquable au premier abord, s'explique en grande partie par l'époque de leur développement ; elle indique plutôt les variations du danger suivant la durée de la maladie que l'influence de l'état des voies digestives.

Il résulte des détails qui précèdent que la méningite, dans les premiers jours, s'accompagnait exclusivement de symptômes nerveux, que le trouble des fonctions digestives ne s'est développé que plus tard et dans un tiers des cas, qu'il n'a prédominé que par exception. Les symptômes gastriques ne peuvent donc être considérés comme primitifs et essentiels à la maladie ; ils constituent un phénomène secondaire, une complication fréquente et grave, produite par diverses causes sous l'influence de la lésion de l'innervation. L'anatomie pathologique complétera cette appréciation.

5° *Appareils circulatoire et respiratoire.*

L'état de la *circulation* a varié suivant les époques. Au début de la maladie, cette fonction semblait souvent ne recevoir aucune atteinte ; elle restait naturelle, conservait son rhythme et sa force, on était étonné de cette indifférence au milieu des accidents les plus graves. D'autres fois la circulation était affaiblie et comme frappée de stupeur ; le pouls était lent, faible et irrégulier ; il est descendu jusqu'à 48 et 50 pulsations. Mais le ralentissement de la circulation était loin d'être un fait habituel comme on l'a prétendu. Sur 65 malades dont le pouls a été exploré dans les premiers moments, j'ai rencontré, trente et une fois au delà de 90 pulsations par minute, et trente-quatre fois un nombre inférieur : dix cas de 80 à 90 pulsations, quatorze de 60 à 80, dix au-dessous de 60. Ainsi chez la moitié des malades, il y a eu accélération du pouls ; il était alors plein, dur, fort, serré, petit ou faible, sans aucune règle constante.

Le ralentissement de la circulation n'était point durable, il n'a persisté que chez 8 malades ; chez tous les autres du troisième ou quatrième jour, il était remplacé par une notable accélération. L'époque à laquelle les malades arrivaient à la clinique de la faculté, explique pourquoi ce dernier symptôme y a presque toujours été rencontré. La fréquence initiale, à part sept exceptions, dans lesquelles le pouls s'est ralenti, persévérait et augmentait encore. Aussi est-il exact de dire que pendant le cours de la méningite, le pouls était fréquent dans la grande majorité des cas. Cette accélération variait de 90 à 120 pulsations, elle ne s'élevait guère au delà qu'aux approches de la mort ; les ralentis- sements les plus marqués ont été de 48 à 60 ; c'est dans les formes comateuses et foudroyantes qu'on les a princi- palement observés. Les maladies les plus longues et à phé- nomènes gastriques ont été surtout signalées par de la fré- quence. Pendant les convalescences difficiles, elle a persisté d'une manière opiniâtre; d'autres fois après la guérison le pouls a conservé une grande lenteur.

Le pouls a été plein, développé, contracté, faible, iné- gal ; plus souvent dur et petit ; il n'y pas eu de rapport particulier entre son état et tel ou tel symptôme ; en peu de jours il présentait les modifications les plus opposées. Un de ses caractères les plus remarquables consistait en variations considérables de fréquence, s'opérant en peu d'instants ; dans l'espace de cinq minutes, j'ai compté sur un malade, sans que l'émotion y fût pour rien, 80, 84, 100, 78, 84 pulsations ; chez un autre qui a succombé, 70, 60 et 58.

Ces divers états de la circulation correspondaient à des degrés différents dans la gravité du mal. La lenteur du pouls au début a toujours été une circonstance défavorable. Sur trente-et-un malades, chez lesquels il s'est élevé au- dessus de 90, il y a eu seize décès ; sur vingt-quatre au- dessous de 80, quatorze décès et six sur dix, au-dessous de 60 ; cinq des huit malades chez lesquels il est resté tou- jours lent, ont succombé.

Quelques individus ont été atteints de *palpitation de cœur* extrêmement violentes, accompagnées de résonnance métallique ; deux fois un bruit râpeux, analogue à celui qui annonce le début de l'endocardite, s'associait pendant le premier temps à la brusque impulsion de l'organe. Le plus souvent on n'observait rien de particulier dans les battements du cœur, ni douleur ni matité à la région précordiale. L'autopsie a révélé l'existence d'une péricardite aiguë avec suppuration complétement méconnue pendant la vie.

La circulation capillaire a présenté quelques phénomènes qui méritent d'être notés. On signale la pâleur de la face comme constante dans la méningite, une distinction doit être faite à ce sujet. Sur vingt-deux observations, dans lesquelles son état a été noté au début, j'ai constaté 13 fois la rougeur et l'animation du visage, 9 fois une teinte jaunâtre et terreuse. Mais lorsque la maladie se prolongeait, la décoloration ne tardait pas à survenir ; les saignées nombreuses auxquelles on a eu recours contribuaient à faire cesser toute injection. La pâleur devenait alors un phénomène constant et la rougeur ne reparaissait plus que par moments, partielle et bornée aux pommettes, pendant les exacerbations fébriles. Le visage amaigri des convalescents présentait pendant longtemps la décoloration la plus complète. La cyanose s'est montrée dans les derniers instants de la vie, pendant les phénomènes d'asphyxie qui souvent avaient une très-longue durée.

Les *épistaxis* ont été observés cinq fois du sixième au douzième jour ; il est à croire qu'ils ont été plus nombreux ; à Versailles ils ont paru chez 14 malades. Dans un cas l'hémorrhagie abondante et répétée a été suivie d'une terminaison heureuse. Ordinairement ce symptôme était indifférent ; il jouait le même rôle que dans la fièvre typhoïde. Nous examinerons l'état du *sang* à l'article de la chimie pathologique.

Lá *fièvre* n'existait pas au début ; même dans les cas où le pouls était accéléré, on n'observait pas les autres éléments dont se compose le mouvement fébrile. La température de la peau restait naturelle, quelquefois même elle était diminuée ; les maladies qui se terminaient par la mort dans les premiers jours étaient absolument payrétiques. Mais quand l'affection se prolongeait au delà d'une semaine, il s'allumait une véritable fièvre ; la peau devenait chaude et sèche et la circulation s'accélérait. Cet état persistait alors jusqu'à la mort ou jusqu'à la convalescence.

La fièvre était continue, mais avec exacerbations et rémissions tellement marquées que l'on a cru quelquefois à une véritable intermittence et que le sulfate de quinine a été en vain prodigué. Ces redoublements paraissaient dans l'après-midi, souvent inégaux en force ; ils s'accompagnaient du retour des autres symptômes graves. Rien de régulier n'a été observé pour les frissons et les sueurs.

Le mouvement fébrile a été quelquefois inflammatoire, mais rarement cette forme était franche et fortement développée. Le plus souvent la réaction était analogue à celle qui accompagne l'affection typhoïde. Une véritable fièvre hectique se manifestait lorsque la maladie devenait chronique.

La *respiration* a été souvent plaintive, suspirieuse, entrecoupée, présentant une gêne évidente, mais l'auscultation et la percussion n'offraient rien de particulier. J'ai observé sept cas de complications pulmonaires graves et plusieurs bronchites légères. En général ces affections ne se décelaient par aucun phénomène saillant ; une pleurite, une pneunomie, un ramollissement de tubercules n'ont été reconnus qu'à l'autopsie. A la fin de la vie, le râle trachéal se prolongeait longtemps ; on trouvait dans les voies aériennes une grande quantité d'écume.

4° *Appareils cutané et urinaire.*

La peau n'a rien présenté de spécial sous le rapport de la sueur ; cette sécrétion a été normale, augmentée ou diminuée, suivant les époques de la maladie et les phases de la fièvre, et ses diverses modifications n'ont eu aucune influence. Mais l'appareil cutané a été le siége d'un symptôme particulier d'une grande importance et qui figure presque parmi les signes pathognomoniques de la méningite épidémique.

Une éruption labiale du genre zona, l'*herpes labialis*, s'est manifestée environ dans les deux tiers des cas. Cette éruption consistait en vésicules blanches ou légèrement rosées, du volume d'un grain de millet à celui d'une lentille, provenant du soulèvement de l'épiderme par une sérosité incolore et limpide, jamais isolées, agglomérées au nombre de six ou huit au moins, contiguës mais discrètes, quelquefois confluentes et réunies en un bouton blanc, reposant sous forme de grappes distinctes, sur un fond rouge formé par le derme injecté. Le nombre de ces plaques variait, il s'élevait rarement au delà de cinq à six, comprenant une trentaine de vésicules ; dans quelques cas elles ont été beaucoup plus nombreuses ; d'autres fois l'éruption se bornait à quatre ou cinq petites bulles, traces légères mais certaines de sa présence.

L'éruption avait pour siége de prédilection le pourtour

des lèvres, principalement leur commissure, mais elle a encore occupé d'autres régions ; elle a paru à l'ouverture des narines, aux paupières ; elle a envahi les deux joues ; dans un cas elle s'est prolongée jusque sur le cuir chevelu ; plusieurs fois elle s'est développée au cou ; chez deux malades de nombreuses plaques de vésicules se sont formées sur la poitrine. On a encore observé quelques boutons , mais rarement, à la face interne des lèvres, sur la muqueuse elle-même.

Ce symptôme paraissait au début de la maladie ; sur 34 cas il s'est manifesté 6 fois le deuxième et le troisième jour ; 24 fois du quatrième au septième ; 1 fois seulement le huitième et jamais plus tard ; les jours les plus ordinaires ont été le quatrième (9 fois), puis le septième (7 fois). La marche de l'éruption était prompte ; du jour au lendemain les vésicules se développaient sans injection préalable du derme , tantôt toutes en une fois, tantôt au contraire d'une manière successive ; peu nombreuses d'abord elles envahissaient ensuite un plus grand espace ; ainsi , elles n'ont occupé la poitrine qu'après avoir déjà paru à la face.

Les vésicules, une fois formées, ne restent intactes que quatre ou cinq jours au plus ; elles se flétrissent et se dessèchent plus ou moins vite suivant leur abondance et dans l'ordre de leur éruption ; une croûte jaunâtre ou noirâtre les remplace ; celle-ci persiste plus longtemps ; elle ne tombe qu'au bout de dix à vingt jours , laissant à nu l'épiderme nouveau sur le derme encore rouge. Dans un cas où les vésicules très-nombreuses avaient envahi la poitrine, on a observé après la chute des croûtes de petites ulcérations qui ont guéri en peu de jours.

Cette éruption vésiculeuse, par sa constance à toutes les époques, par sa marche régulière et son apparition aux mêmes jours, ne peut être considérée comme une simple coïncidence, comme un phénomène accidentel. Elle appartient évidemment en qualité de symptôme à la méningite épidémique, mais par quel lien physiologique rattacher un herpes à l'inflammation des centres nerveux? Ne faut-il pas chercher dans la cause même de la maladie l'explication que ne peuvent donner les fonctions des organes lésés. L'éruption labiale est un des arguments qui militent en faveur de l'existence d'un miasme spécial. L'influence de ce phénomène sur le pronostic sera étudiée à l'article des crises.

D'autres éruptions, mais beaucoup moins fréquentes, ont encore été observées. J'ai rencontré 7 fois des taches roses lenticulaires, 5 fois des pétéchies sur l'abdomen et le thorax. Ce symptôme paraissait ordinairement du deuxième au quatrième jour, plus promptement que l'herpes avec lequel il a cinq fois coexisté. Les taches lenticulaires étaient d'un rose vif au début et d'une forme régulière; elles pâlissaient bientôt et s'effaçaient en une semaine. Les pétéchies, d'un rouge foncé, à bords frangés, à dimensions inégales, plus tenaces, ont été accompagnées deux fois de parotides; plusieurs malades exhalaient l'odeur particulière au typhus. Les éruptions de ce genre n'ont existé que dans les cas les plus graves, huit sur dix ont été mortels; deux fois pendant la convalescence la peau a été le siége d'une desquammation générale.

L'excrétion *de l'urine* était ordinairement facile, même dans les cas graves pendant les convulsions et la perte de connaissance; rarement on a dû recourir au cathétérisme.

La sécrétion , loin d'être suspendue , présentait une activité nouvelle, une quantité considérable d'urine pâle et limpide était rejetée dans les premiers jours ; la teinte rouge et foncée formait l'exception. Dans le courant du second septenaire l'urine présentait une autre modification : sans cesser d'être abondante , elle se chargeait d'une quantité considérable d'un sédiment jaune pâle qui persistait jusqu'à la fin de la maladie ; ce sédiment gagnait le fond du vase, l'urine décantée restait pâle et limpide ; l'analyse chimique a démontré qu'il se composait d'acide urique à l'état libre. Un tiers des malades au moins a présenté ce symptôme. L'activité de la sécrétion dépendait-elle d'une stimulation nerveuse ou d'un effort éliminatoire de la nature ? Cette dernière opinion est la plus vraisemblable.

5° MARCHE.

Nous venons d'étudier appareil par appareil les symptômes de la méningite ; il nous reste maintenant à tracer leur tableau d'ensemble, à montrer comment ces phénomènes s'enchaînent et se succèdent.

La maladie débute par une céphalalgie cruelle accompagnée de vertiges, de nausées et de vomissements ; la douleur se propage à la nuque et au rachis, elle envahit les extrémités ; les idées s'égarent, la connaissance se perd et le malade est en proie à une agitation convulsive ; la tête est renversée en arrière ; la face rouge ou pâle offre l'expression de la douleur ; la température de la peau est normale ou diminuée ; le pouls naturel ou ralenti. Cet état dure jusqu'au troisième jour, époque à laquelle se développent l'éruption labiale, les pétéchies , les taches lenticulaires et les épistaxis ; l'urine devient abondante et sédimenteuse, la constipation est opiniâtre. Bientôt la connaissance reparaît, et avec elle le sentiment des douleurs. Une amélioration légère se manifeste ; elle fait naître des espérances qui se réalisent rarement ; les phénomènes cérébro-rachidiens reprennent leur acuité ; la réaction fébrile s'allume ; la langue jaunit, rougit et se sèche ; la diarrhée succède à la constipation ; tantôt les symptômes nerveux conservent leur violence jusqu'aux derniers moments, tantôt ils se calment, et persistent opiniâtrement avec une intensité moyenne. Leur marche est entrecoupée de rémissions et d'exacerbations. La faiblesse et l'amaigrissement font d'effrayants progrès ; la réaction fébrile revêt une forme typhoïde ou hectique, et le malade expire dans le marasme après une tranquille agonie. Si l'issue doit être heureuse, les accidents ne se calment qu'avec lenteur ; une longue et périlleuse convalescence précède le rétablissement de la santé.

La marche de ces symptômes peut être divisée en *trois périodes* distinctes. Dans la première, les organes subissent l'impression de l'agent pathogénique et ne réagissent point contre lui ; les fonctions des centres nerveux sont profondément troublées, quelquefois même subitement anéanties ; il n'y a point de fièvre, point de phénomènes gastriques autres que les vomissements. Cette période dure de quelques heures à trois jours ; les éruptions cutanées apparaissent à son déclin. La seconde période est signalée d'abord par la réaction de l'organisme ; une amélioration notable manque rarement à son début. Mais bientôt les symptômes cérébro-rachidiens reprennent leur acuité ; leur persistance indique la formation de l'épanchement purulent ; la circulation s'accélère, les phénomènes gastriques se développent ; la fièvre, d'abord inflammatoire, devient typhoïde. Cette époque s'étend du cinquième au vingt-unième ou vingt-huitième jour. Dans la troisième période, les fonctions du système nerveux sont à la fois frappées d'affaiblissement et de perversion ; la lésion du tube digestif s'aggrave, la fièvre devient hectique, et la vie s'éteint dans le marasme. Les symptômes de la méningite se développent et s'enchaînent avec plus ou moins de régularité dans ces périodes distinctes d'invasion, de réaction, de suppuration et de terminaison.

Le *type* de la méningite a été essentiellement continu, mais sa marche a été fréquemment entrecoupée d'exacerbations et de rémissions. Ces alternatives portaient principalement sur les symptômes nerveux, la circulation y restait presque toujours étrangère. Les récrudescences paraissaient brusquement, elles n'étaient ni annoncées par des frissons, ni terminées par des sueurs. Quotidiennes ou irrégulières, fréquentes dans l'après-midi et vers le soir, les exacerbations duraient de quelques heures à un ou deux jours et étaient caractérisées par l'augmentation des douleurs, du délire et de l'agitation. Une rémission plus ou moins complète leur succédait ; les phénomènes nerveux se calmaient ; le pouls perdait de sa fréquence, on pouvait croire à l'imminence d'une terminaison heureuse, mais bientôt l'appareil des symptômes les plus cruels se manifestait de nouveau.

En présence d'alternatives si marquées, quelques médecins ont admis une véritable intermittence ; l'herpes labialis et le sédiment des urines semblaient confirmer cette opinion, mais l'inefficacité absolue du sulfate de quinine a bientôt démontré que la méningite différait essentiellement

de la fièvre pernicieuse. Des phénomènes réellement intermittents n'ont paru que dans un petit nombre de cas ; trois
fois la maladie s'est terminée par des accès en froid et en
chaud qui ont facilement cédé au sulfate de quinine.

4° CRISES.

La méningite s'est accompagnée d'un certain nombre
de phénomènes auxquels on attribue fréquemment une influence critique ; examinons le rôle qu'ils ont joué dans cette
maladie.

Symptômes nerveux au début, plus tard expression
d'une lésion gastro-intestinale, le vomissement ne peut
être considéré comme une évacuation critique ; il en est
de même de la diarrhée ; son apparition ne déterminait
aucun amendement ; c'était une complication véritable,
une nouvelle source de dangers. La salivation ne s'est
jamais développée spontanément ; les parotides formaient
une crise toujours inutile, qui ne s'est montrée que dans
les cas mortels.

A l'exception d'un seul exemple d'hémorrhagie répétée
et abondante, les épistaxis n'ont eu aucune influence appréciable. Les sueurs ont été rares, peu prononcées ; elles
apparaissaient dans les formes typhoïdes ou à la suite de
quelques exacerbations. Jamais la maladie n'a été terminée
ou modifiée promptement en bien ou en mal par le développement de cette sécrétion.

L'urine devenait plus abondante dès les premiers jours ;
elle se chargeait d'un sédiment jaunâtre du sixième au
douzième ; sur vingt-deux cas dans lesquels ce symptôme a été noté avec exactitude, on compte neuf décès
et treize guérisons. Cette proportion est meilleure que celle

de l'épidémie tout entière ; mais laissant en dehors les cas mortels avant le cinquième jour, elle diffère peu de la mortalité générale de ceux dont la durée a été plus longue. A part deux ou trois exceptions, je n'ai point vu d'amélioration notable coïncider avec l'apparition du sédiment des urines ; rien n'autorise à le considérer comme un phénomène critique.

L'éruption vésiculeuse de la face, si commune dans la méningite, présente une importance plus grande au point de vue qui nous occupe. Il est difficile de ne pas voir un effort critique de la nature dans un phénomène à la fois si constant et si peu en rapport avec le siége anatomique des principales lésions. Sur les trente et un cas dans lesquels l'herpes a été noté, quinze ont été mortels, c'est à peu de chose près la proportion de l'épidémie tout entière, abstraction faite des méningites foudroyantes ; ainsi, la statistique au premier abord semble prouver l'indifférence de ce phénomène. Mais son influence devient manifeste si l'on pénètre dans le détail des faits. L'éruption paraît du troisième au septième jour et généralement à cette époque, même dans les cas qui doivent être mortels, on observe une rémission très-marquée. Les éruptions les plus étendues ont été constatées dans des cas heureux ; les trois malades chez lesquels les vésicules occupaient à la fois les lèvres, les joues, les paupières et le thorax, ont été sauvés. Dans beaucoup de cas mortels, au contraire, l'éruption se montrait à peine, elle se bornait à quelques vésicules aux angles des lèvres. Un exanthème très-abondant, et s'étendant au delà de son siége ordinaire était donc une circonstance favorable. L'époque de son développement a fait varier d'une manière notable le pronostic. Pour les éruptions prématurées (du deuxième au troisième jour), il y a eu quatre décès sur six cas; pour les éruptions tardives (du septième au huitième jour) six décès sur huit; en tout dix décès sur quatorze; tandis que pour les éruptions du quatrième au sixième jour, la proportion des morts ne s'élève qu'à cinq sur dix-sept. Ces différences dans la mortalité sont trop marquées pour n'avoir pas une valeur réelle; malheureusement elles résultent d'un trop petit nombre de faits. L'éruption labiale a donc agi, comme crise heureuse, lorsque les vésicules étaient abondantes et occupaient une large surface, et lorsqu'elles paraissaient du quatrième au sixième jour. Mais le cours de la maladie n'était point brusquement interrompu par cette crise; on observait seulement une rémission plus ou moins tranchée. Les taches lenticulaires et les pétéchies étaient l'indice du plus grand danger; elles n'existaient guère que dans les cas mortels.

On voit par les réflexions qui précèdent que les crises ne jouent dans la méningite qu'un rôle extrêmement restreint; des phénomènes considérés comme critiques existent bien chez les deux tiers des malades; mais à part un petit nombre d'exceptions, ils restent sans aucune influence, ils se distribuent en proportion presque égale entre les cas heureux ou funestes; les guérisons, malgré leur présence, sont lentes et difficiles et présentent rarement la preuve positive de leur action.

5° DURÉE.

Pour apprécier avec exactitude la durée de la maladie, il importe d'établir une distinction entre les cas heureux et les cas mortels.

TABL. 21.

Durée.

1. *Durée des cas mortels.*

	Hôp. mil.	Hôp. civ.	En ville.	Épid. tot.
Minimum.	20 heures.	2 jours.	9 heures.	9 heures.
Maximum.	96 jours.	83 jours.	102 jours.	102 jours.
Moyenne.	15 jours.	15 jours.	16 jours.	15 ⅓ jours.

2. *Durée des cas heureux.*

	Hôp. mil.	Hôp. civ.	En ville.	Épid. tot.
Minimum.	6 jours.	7 jours.	5 jours.	5 jours.
Maximum.	109 jours.	60 jours.	90 jours.	109 jours.
Moyenne.	27 jours.	27 jours.	22 jours.	25 jours.

3. *Durée générale.*

	Hôp. mil.	Hôp. civ.	En ville.	Épid. tot.
Minimum.	20 heures.	2 jours.	9 heures.	9 heures.
Maximnm.	109 jours.	83 jours.	102 jours.	109 jours.
Moyenne.	21 jours.	18 ½ jours.	21 jours.	20 jours.

Il résulte de ce tableau, que la durée des cas mortels est beaucoup plus courte que celle des cas heureux ; mais si on entre dans le détail des faits, la différence est plus tranchée encore. Cette moyenne de quinze jours pour les cas mortels ne représente nullement la durée réelle du plus grand nombre; ce sont quelques chiffres exceptionnels qui l'ont élevée ainsi. Beaucoup de malades ont péri en quelques heures, la moitié a succombé en moins de deux jours, les trois quarts en moins de cinq, un petit nombre seulement a été du cinquantième au cent deuxième. La méningite doit donc être classée parmi les maladies les plus foudroyantes que l'on connaisse.

La durée des cas heureux a été généralement très-longue ; le minimum de six jours n'appartient qu'à une fraction insignifiante des malades ; pour plus du tiers, la moyenne est de cinquante jours; pour les trois cinquièmes, elle s'élève à trente-sept. Ainsi, la marche de la ménin-

gite est caractérisée par la lenteur de la guérison et par
la promptitude de la mort. Les proportions sont restées
les mêmes à toutes les époques de l'épidémie (voy. tabl. 5
à 8).

6° TERMINAISON.

La terminaison par la mort a été la plus fréquente ; ses
proportions et son mécanisme ont varié suivant les périodes ; la moitié des cas mortels s'est présentée dans la
première, un peu plus du quart dans la seconde, un cinquième environ dans la troisième. Tantôt les malades succombaient sans réaction, comme frappés par une intoxication soudaine, l'innervation était promptement anéantie
après une courte perversion ; tantôt la vie s'éteignait sous
l'influence de la congestion cérébro-rachidienne qui succédait à la période d'invasion ; tantôt, enfin, la suppuration s'établissait et devenait la cause de la mort.

La suppuration paraissait dès les premiers jours ; mais
dans les cas foudroyants les fonctions nerveuses étaient
anéanties, moins par l'effet du pus lui-même, que par
l'intensité du travail organique qui lui donnait naissance.
Cette double action se faisait sentir dans les trois premiers
septenaires, et occasionnait la mort au milieu des accidents les plus graves. Plus tard, la couche purulente
une fois formée, on observait les effets résultant de sa
présence ; les symptômes perdaient leur acuité, mais ils
persévéraient à un état moyen, entrecoupé de recrudes-
cences, et les malades périssaient dans le marasme. D'autres fois, il n'existait plus de traces des phénomènes cérébro-
rachidiens, et la mort était amenée par les progrès toujours croissants de la fièvre hectique et de l'altération de
la nutrition.

La méningite s'est terminée par d'autres maladies dans un petit nombre de cas : à l'état aigu , par une pneumonie et par une arthrite qui ont joué le rôle de crises heureuses, par une apoplexie ventriculaire qui a hâté la mort ; à l'état chronique, par diverses lésions gastro-intestinales qui ont conduit au tombeau des hommes entièrement guéris de leur maladie première.

L'agonie a offert un caractère particulier. L'abolition des fonctions de relation précédait de beaucoup la cessation de la vie organique ; pendant plusieurs heures la respiration et la circulation persistaient après la perte absolue de l'intelligence et de la motilité ; la plupart des malades succombaient à une asphyxie graduelle dont l'autopsie révélait les traces. Dans la troisième période seulement, lorsque le marasme était au plus haut degré, la vie s'éteignait par une syncope.

Un très-petit nombre de malades, sept ou huit au plus, ont guéri dans les premiers jours, passant brusquement d'un danger imminent à un rétablissement complet. La méningite n'avait point dépassé chez eux la période d'intoxication et de congestion ; elle avait cessé avant la formation des fausses membranes. Mais cette guérison rapide constituait une très-rare exception ; le plus souvent la terminaison par la santé n'était obtenue qu'au prix d'une périlleuse convalescence. Avant le neuvième jour on n'a compté à l'hôpital militaire que cinq guérisons pour soixante-sept décès. Les chances heureuses augmentaient dans la seconde période ; elles diminuaient au contraire dans la troisième.

La convalescence était lente et difficile ; l'amaigrissement et la faiblesse étaient portés au plus haut point ; la céphalalgie reparaissait par intervalles ; on observait un délire passager avec hallucinations et idées fixes , de la surdité , de l'affaiblissement de la vue, une paralysie incomplète ; la circulation était souvent accélérée, sans chaleur à la peau ; l'appétit renaissait avec promptitude, les digestions semblaient faciles , mais la nutrition s'opérait mal ; la diarrhée était fréquente. Enfin , après un temps plus ou moins long et diverses alternatives, les forces et l'embonpoint renaissaient et la santé se rétablissait complétement.

Les malades guérissaient sans infirmité consécutive , et l'on doit s'en étonner en songeant que la plupart d'entre eux avaient évidemment passé par la période de suppuration. Je n'ai vu qu'un seul exemple de persistance d'une paralysie incomplète ; chez tous les autres sujets les fonctions du système nerveux avaient repris leur régularité et leur force. D'autres médecins ont signalé la surdité et l'amaurose, mais également comme faits exceptionnels. Je n'ai point recueilli d'observation de rechute ou de récidive.

7° COMPLICATIONS.

Les affections des voies digestives ont été tellement fréquentes, que l'on a pu douter si elles étaient une complication véritable, ou bien un des éléments essentiels de la maladie. Elles paraissaient au commencement de la deuxième période, et elles manquaient rarement après le quinzième jour. Les intestins grêles et le colon étaient le siége d'une irritation aiguë ou chronique dont nous avons déjà apprécié l'influence.

Y a-t-il eu complication de fièvre typhoïde? On a vu les symptômes de cette fièvre succéder à ceux de la méningite, et la lésion des follicules intestinaux coïncider avec la suppuration des méninges, mais l'analogie des symptômes était loin d'être toujours confirmée par l'examen des cadavres. Nous reviendrons sur ce fait qui touche à la question de la nature intime de la maladie.

Les complications pulmonaires ont été rares; les unes ont agi comme de véritables crises et ont déplacé la maladie principale; les autres sont restées sans influence, ou même ont aggravé le danger. Deux pleurésies ont paru, l'une le deuxième, l'autre le sixième jour; la première céda promptement, et la méningite poursuivit son cours; la seconde coïncida avec une amélioration marquée dans les phénomènes nerveux. La pneumonie a accompagné deux cas heureux; dans l'un d'eux elle succéda le quatrième jour, avec tous ses phénomènes caractéristiques, aux symptômes cérébro-rachidiens les plus aigüs; l'affection première disparut brusquement, et la phlegmasie des poumons se dissipa en peu de jours. Dans trois cas, l'autopsie a fait reconnaître des lésions graves dont l'étendue n'était pas soupçonnée pendant la vie, deux hépatisations rouges et une pneumonie chronique avec ramollissement de tubercules; sans doute ces affections ont contribué à hâter l'issue funeste, mais leurs symptômes étaient effacés par la perturbation profonde des fonctions du système nerveux. Les complications de bronchites n'ont eu aucune importance.

Une péricardite a passé inaperçue dans un cas d'une grande acuité; on a trouvé une quantité considérable de pus dans la cavité du péricarde. Des palpitations de cœur avec un léger bruit de souffle ont été quelquefois observés.

L'arthrite a existé trois fois, du cinquième au dixième jour; l'inflammation n'a occupé que l'articulation du genou; les trois malades ont guéri; chez l'un d'eux, l'articulation extrêmement douloureuse a été distendue par une grande quantité de sérosité. Cette transmission de l'inflammation d'une membrane séreuse à l'autre s'est observée six fois : dans deux pleurites, dans une péricardite, et dans trois rhumatismes articulaires.

On voit par ce qui précède que les complications, à l'exception de celles qui ont pour siége les voies digestives, ne jouent qu'un faible rôle dans la méningite; on devait s'y attendre en songeant à la gravité extraordinaire et à la marche rapide de cette affection.

8° FORMES.

Peu de maladies ont une individualité aussi tranchée que la méningite; mais malgré la constante identité de son siége et de sa nature, cette affection n'en a pas moins présenté des formes diverses qu'il est possible de distinguer et de classer, et qui méritent une description particulière.

Les différences dans la gravité, la durée, le siége et les symptômes servent de base à la détermination des variétés. Il y a eu des cas légers et des cas graves, des formes foudroyantes et des formes hectiques; les phénomènes cérébraux ou rachidiens ont tour à tour prédominé; les fonctions des centres nerveux ont offert divers genres de lésion.

Le tableau suivant fait connaître ces différentes formes, leur nombre, leur marche et leur danger relatif. *(Voir le tableau ci-contre.)*

La première différence porte sur le point de départ des symptômes; les uns indiquaient une lésion de la totalité de l'axe cérébro-spinal; les autres se rapportaient principalement à l'affection du cerveau. On n'a point observé de forme spinale pure. Le danger augmentait d'une manière notable lorsque la maladie frappait à la fois la moelle épinière et le cerveau. La mortalité a été de 76 sur 100 dans les variétés cérébro-spinales, et seulement de 14 dans les formes cérébrales. C'est à ces dernières qu'appartiennent les méningites légères et les guérisons rapides.

FORMES DE LA MÉNINGITE. — TABL. 22.

FORMES.	CAS HEUREUX.		CAS MORTELS.		TOTAL DES CAS.		MORTALITÉ sur 100.
	NOMBRE. Cas.	DUR. MOY. Jours.	NOMBRE. Cas.	DUR. MOY. Jours.	NOMBRE. Cas.	DUR. MOY. Jours.	
A. CÉRÉBRO-SPINALES.							
1. Foudroyante.			13	2,9	13	2,9	100
2. Comateuse convulsive			9	4	9	4	100
3. Inflammatoire.	3	35	6	9	9	17	66
4. Typhoïde	3	55	11	30	14	36	78
5. Douloureuse	7	37	3	25	10	33	30
6. Hectique	1	100	5	48	6	56	82
7. Paralytique	1	110	1	34	2	72	50
Total.	15	49	48	16	63	23	76
B. CÉRÉBRALES.							
8. Céphalalgique.	19	23			19	23	00
9. Céphalalgique délirante	5	19	1	17	6	19	16
10. Délirante	4	45	3	19	7	34	42
11. Comateuse.	1	23	1	5	2	14	50
Total.	29	25	5	16	34	24	14

Dans toutes les formes, la durée des cas heureux l'emporte de beaucoup sur celle des cas mortels. Quelques variétés sont caractérisées par la rapidité de leur marche, d'autres par leur lenteur. Les formes foudroyante, comateuse, convulsive, inflammatoire sont promptement mortelles, tandis que les formes typhoïde, douloureuse et hectique ont généralement une longue durée.

Les formes foudroyante, comateuse convulsive et hectique, sont en première ligne pour le danger ; viennent ensuite les formes typhoïde et inflammatoire. La forme douloureuse est la moins grave des variétés cérébro-spinales. Le péril disparaît entièrement dans la nuance céphalalgique qui comprend toutes les méningites légères ou douteuses, les simples congestions cérébrales liées à l'état épidémique.

Jetons maintenant un coup d'œil sur les principales variétés :

1° *Forme foudroyante.* Plusieurs malades frappés au milieu de la santé la plus parfaite, ont péri en deux ou trois jours ou même en quelques heures, sans aucune trace de réaction. Ils présentaient les symptômes de la méningite au plus haut degré de violence.

Les observations suivantes donneront une idée de cette forme caractéristique dans l'épidémie.

Observation 1. Salle 7, n° 6. Th. du 69°, robuste, bien portant encore le 25 février 1841 ; frissons et malaise dans la matinée du 26 ; agitation le soir, perte de connaissance et mouvements convulsifs pendant la nuit. Entrée à l'hôpital le 27 ; le matin agitation convulsive, coma, impossibilité d'avaler, chaleur naturelle, pouls à 90, sans plénitude ni dureté (saignée de 600 grammes, sang non couenneux), immobilité et coma dans la journée (sinapismes aux extrémités inférieures, vésicatoires à la nuque) ; le soir, même état (16 sangsues aux tempes) dans la nuit, retour incomplet de la connaissance. Le 28 au matin, agitation, délire, céphalalgie atroce, contracture des membres, pouls fréquent, sans chaleur; langue sèche, urines abondantes (potion stibiée à 0,60; saignée de 300 grammes; 45 sangsues en trois fois dans la journée aux tempes et aux apophyses mastoïdes; sinapismes et vésicatoires aux extrémités), même état toút le jour; le soir, redoublement d'agitation (30 sangsues), mort à la fin de la nuit, quarante-huit heures après l'entrée à l'hôpital; soixante-huit heures après l'apparition des prodromes.

Autopsie. Couche légère de pus jaunâtre et diffluent, disséminé à la face supérieure du cerveau, particulièrement sur le trajet des grosses veines; sous l'arachnoïde, au-dessus de la pie-mère, ne descendant pas entre les circonvolutions; faibles traces de pus à la base; pie-mère pâle, sérosité sous-arachnoïdienne assez abondante; pus jaunâtre dans le ventricule latéral droit, sérosité trouble dans la gauche; ramollissement de la voûte à trois piliers; faible sablure du cerveau; rien au cervelet et à la moelle épinière. Follicules isolés assez nombreux, sans injection de la muqueuse, à la fin des intestins grêles; rien de particulier dans les autres organes.

Cette observation est remarquable par la promptitude de la mort et l'absence de réaction. En moins de trois jours les lésions caractéristiques se forment; elles occupent exclusivement le cerveau sans s'étendre à la moelle; le traitement antiphlogistique le plus énergique reste sans effet.

Observation 2. Salle 7, n° 49. D., sergent au 7°. Violente céphalalgie dans la soirée du 14 mars, perte de connaissance pendant la nuit; transport à l'hôpital à une heure du matin (saignée de 480 grammes, 30 sangsues aux tempes). Le 15, face rouge, exprimant la douleur, immobilité, par moment bras élevés vers la tête; décubitus latéral, quelques paroles à force de questions; pouls à 105, dur; respiration plaintive; langue pâle et humide, traces verdâtres de vomissements sur les lèvres (potion stibiée à 0,60, saignée de 480 grammes, 20 sangsues aux tempes). A midi, retour incomplet de la connaissance, réponses lentes et imparfaites; sensibilité cutanée entière; pouls dur, à 120; déglutition facile, vomissements (20 sangsues aux tempes, sinapismes). Le 16 mars, nuit agitée, vomissements, intelligence plus libre, douleur au front et dans les reins; roideur à la nuque, renversement de la tête en arrière ; tronc comme d'une seule pièce ; pouls à 110 ; chaleur de la peau naturelle, pas de selles, taches roses lenticulaires sur l'abdomen (potion stibiée à 0,60 ; 20 sangsues à la nuque). Le soir, pouls à 120, agitation continuelle, atroces douleurs dans la tête et dans la colonne vertébrale, connaissance entière, délire par moments (20 sangsues aux tempes, aux apophyses mastoïdes et au front ; 4 ventouses scarifiées à la nuque ; sinapismes aux extrémités inférieures) ; grande faiblesse, plaintes continuelles ; à six heures du matin, douleurs atroces dans le dos ; mort à sept heures et demie, cinquante-quatre heures après l'entrée à l'hôpital, soixante-cinq heures après l'apparition des premiers symptômes.

Autopsie. Pus demi-liquide, jaunâtre, diffus à la face supérieure du cerveau, sous l'arachnoïde, particulièrement sur le trajet des grosses veines ; à la base du cerveau, couche purulente coagulée, épaisse, sur la commissure des nerfs optiques, sur la protubérance annulaire, la moelle allongée et la face inférieure du cervelet ; pie-mère peu injectée ; pus jaunâtre libre dans les deux ventricules ; pâleur des plexus choroïdes et du tissu cérébral ; méninges rachidiennes distendues par une grande quantité de sérosité purulente ; fausse membrane jaunâtre, épaisse d'une ligne et demie, recouvrant toute la moitié inférieure de la moelle, couche située sur la pie-mère, au-dessous de l'arachnoïde, restée transparente et facile à soulever par l'insuflation, Muqueuse gastro-intestinale pâle et sans développement de follicules. Vessie remplie d'urines ; adhérences anciennes des deux feuillets du péricarde ; cœur très-volumineux ; hypertrophie excentrique du ventricule droit ; concrétion cartilagineuse du volume d'une fève sur une des valvules semi-lunaires ; caillots de sang jaunâtres, très-denses, adhérents, particulièrement dans les cavités droites ; poumons engorgés, beaucoup d'écume dans les voies aériennes.

Cette observation fournit encore l'exemple d'un marche rapide et de l'impuissance du traitement antiphlogistique. La connaissance revient après quelques heures, et aussitôt les douleurs se réveillent avec une intensité excessive ; elles dominaient dans le rachis ; la moelle épinière est le siége des principales lésions.

Observation 3. Salle 7, n° 51. R., du 69ᵉ. Céphalalgie légère le 27 mai 1841, à dix heures du matin, après une grande fatigue; à midi, court délire; puis, perte subite de connaissance; à l'hôpital dans la soirée; face bleuâtre et marbrée, contracture des membres, délire, pouls plein, gémissements (30 sangsues aux tempes, sinapismes). Le 28, coma, mains souvent portées vers la tête; légère contracture des membres; face pâle, trace de toile glaireuse sur l'œil droit, salive écumeuse dans la bouche; pouls à 84, plein et mou, respiration gênée; température normale; taches rouges nombreuses sur l'abdomen et la poitrine; point de selles, langue naturelle (8 ventouses scarifiées sur le rachis; 16 sangsues aux tempes; sinapismes, vésicatoires aux extrémités), mort à midi; vingt heures après l'invasion de la maladie proprement dite; vingt-six heures après l'apparition de légers prodromes.

Autopsie. Face supérieure du cerveau et du cervelet couverte d'une couche purulente très-mince, située sous l'arachnoïde et pénétrant avec la pie-mère jusqu'au fond des circonvolutions; couche semblable s'étendant à toute la base du cerveau et du cervelet; ventricules latéraux remplis de sérosité purulente, pus sur la toile choroïdienne et sur la glande pinéale; parenchyme cérébral mou, surtout au centre, diffluence de la voûte à trois piliers; pie-mère assez injectée, arachnoïde transparente. Pseudo-membrane jaunâtre et épaisse, recouvrant dans toute leur étendue les deux faces de la moelle épinière; pie-mère à peine injectée; arachnoïde transparente, facile à détacher de la fausse membrane par l'insuflation; tissu médulaire n'offrant rien de particulier. Pus formé de globules ronds, assez réguliers, plus gros que ceux du sang, solubles dans l'ammoniaque. Légère arborisation à la fin de l'iléon; pas de développement folliculaire; vessie remplie d'urine, muqueuse injectée. Cœur volumineux rempli de caillots jaunâtres se prolongeant dans les gros vaisseaux; poumons gorgés de sang, écume abondante et rougeâtre dans la trachée et les bronches.

Ici, dès les premiers moments l'atteinte est mortelle; le pus se forme avec une rapidité remarquable et recouvre la totalité des centres nerveux; la respiration est brusquement entreprise, et le malade périt asphyxié.

Observation 4. Salle 7, n° 4. N., du 7ᵉ, malade depuis trente-six heures, apporté à l'hôpital le 24 janvier, vers sept heures du matin. Perte absolue de connaissance, gémissements, agitation continuelle, contraction des mâchoires, chaleur

126

normale, pouls à 60 (saignée de 450 grammes ; 20 sangsues aux tempes, 8 ventouses scarifiées à la nuque ; sinapismes aux extrémités inférieures). Dans la soirée, même état (même prescription que le matin, plus vésicatoire à la nuque). La nuit, agitation convulsive, pouls fréquent et petit, coma jusqu'aux derniers moments ; mort le 25 à sept heures du matin, vingt-quatre heures après l'entrée à l'hôpital, soixante heures après l'apparition des premiers symptômes.

Autopsie. Couche purulente, jaunâtre, très-mince, sur le trajet des grosses veines, particulièrement à la face supérieure ou postérieure du cerveau, sous l'arachnoïde, sur la pie-mère à peine injectée ; rien à la base du cerveau et à la moelle ; sérosité limpide dans les ventricules ; tissu cérébral sablé ; arborisations légères de l'estomac et de l'intestin ; point de plaques, quelques follicules isolés blanchâtres assez développés à la fin de l'iléon ; écume rougeâtre abondante dans les voies aériennes, engouement sanguin des poumons ; cavités droites du cœur remplies de sang coagulé, vacuité presque complète des cavités gauches.

2° *Forme comateuse convulsive.* Cette variété est remarquable par la réunion de deux symptômes d'une haute gravité : la perte absolue de connaissance, et l'agitation extraordinaire de tout le corps. Le malade se débat avec tant de violence que plusieurs personnes sont nécessaires pour le retenir. La figure porte l'expression d'une douleur atroce. Il n'existe aucune lueur d'intelligence ; la sensibilité cutanée seule n'est pas éteinte. La température de la peau est normale ; la circulation n'est point accélérée. A cette agitation terrible succède un calme complet, précurseur d'une fin prochaine. On ne compte aucun exemple de guérison parmi les malades qui ont présenté à un haut degré les caractères de cette variété de la méningite.

Observation 5. Salle 7, n° 6. B., sergent au 7ᵉ, malade depuis quarante heures, est apporté à l'hôpital le 18 janvier, à quatre heures du matin : agitation extraordinaire, mains constamment portées au front et à l'occiput ; mouvements désordonnés tels que l'emploi de la camisole devient nécessaire, paroles inarticulées, perte absolue de connaissance, déglutition impossible, chaleur naturelle, pouls plein à 80 (saignée de 500 grammes ; 50 sangsues aux tempes ; sinapismes et vésicatoires aux extrémités) ; vers sept heures, affaiblissement profond, signes d'agonie ; mort le même jour à onze heures et demie du soir, dix-neuf heures après l'entrée à l'hôpital, cinquante-neuf heures après l'invasion de la maladie.

Autopsie. Couche purulente jaunâtre très-mince, recouvrant toute la surface du cerveau, mais plus prononcée à sa face supérieure, s'étendant aussi au cervelet, placée sous l'arachnoïde ; pie-mère à peine injectée ; tissu cérébral pâle ; sérosité limpide dans les ventricules ; pie-mère rachidienne injectée, pus sous l'arachnoïde, sur la face postérieure du tiers moyen de la moelle. Muqueuse gastro-intestinale blanche ou grisâtre ; quelques follicules isolés, blancs, peu saillants à la fin de l'iléon ; écume dans les bronches ; poumons engorgés ; cœur hypertrophié, rempli de sang coagulé.

Observation 6. Salle 21, nº 17. F., du 34ᵉ, bronchite légère depuis six jours ; le 31 mars au matin céphalalgie, étourdissements, aggravation subite du mal pendant la nuit ; entrée à l'hôpital le 1ᵉʳ avril ; à la visite du matin, perte absolue de connaissance, pupilles contractées, agitation continuelle, face pâle et jaunâtre, mâchoires serrées, pouls à 60, pas de chaleur (potion gommeuse avec huile de croton tiglion 2 gouttes, saignée de 360 grammes, 30 sangsues aux tempes, 10 ventouses scarifiées le long du rachis, vésicatoire sur le synciput, de huit heures du matin à trois heures de l'après-midi), quatre infirmiers ont peine à maintenir le malade pendant la saignée ; convulsions extraordinaires pendant l'application des ventouses, la sensibilité cutanée semble exaltée ; abattement après les émissions sanguines ; vers une heure nouvelle agitation, le malade se roule dans son lit sans pousser aucun cri, mains continuellement portées aux organes génitaux, pas de selle, émission involontaire de l'urine ; à trois heures nouvelle saignée de 350 grammes, sang non couenneux ; le soir 20 sangsues aux tempes, vésicatoire aux mollets, même état, pouls de 90 à 100 ; pendant la nuit agitation violente. Le 2 avril, coma absolu, sensibilité cutanée conservée, pupilles dilatées ; efforts pour refermer les paupières quand on les entr'ouvre. Forte contraction des mâchoires, pouls à 120, petit (2 gouttes d'huile de croton tiglion , 16 sangsues aux tempes , vésicatoire le long du rachis , frictions mercurielles 20 grammes) ; même état tout le jour , teinte ictérique générale ; respiration suspirieuse, application de la camisole nécessaire à plusieurs reprises, déglutition facile, pas de selle (acétate de morphine 0,05, 16 sangsues aux tempes) ; la nuit cessation des convulsions. Le 3 âvril décubitus sur le dos, respiration gênée, pouls à 140 , éruption vésiculeuse très-fine aux lèvres , déglutition facile, résistance des paupières quand on veut les entr'ouvrir (limonade vineuse, sulfate de quinine 1 gramme, vésicatoire aux cuisses), agonie calme , mort à midi.

Autopsie. Couche purulente très-mince , sous l'arachnoïde , aux deux hémisphères postérieures du cerveau, sans pénétrer entre les circonvolutions, sur la commissure des nerfs optiques , sous la séreuse qui s'étend de cette commissure à la protubérance annulaire , sur le bord antérieur de la protubérance , à la face supérieure du cervelet ; pâleur de la pie mère , des plexus choroïdes et du tissu cérébral ; sérosité limpide sous l'arachnoïde , demi-cuillerée de pus jaunâtre et crémeux dans la corne postérieure des ventricules latéraux. A partir du haut de la région dorsale, couche purulente , épaisse de 0,004 recouvrant les deux faces de la moelle épinière, queue de cheval baignant dans le pus qui entoure les faisceaux nerveux ; couche purulente placée sous l'arachnoïde que l'insuflation détache et soulève facilement. Estomac rempli de matières verdâtres ; follicules isolés nombreux et hypertrophiés dans l'iléon, sans injection de la muqueuse, quatre plaques elliptiques grises , non saillantes ; rougeur de la valvule, pointillé noir dans l'appendice cœcal ; quelques lombrics ; teinte grisâtre du gros intestin avec injections partielles, matières fécales, dures et moulées ; glandes mésentériques rouges et développées ; foie petit, bile épaisse , rate médiocre ; cœur volumineux ; chaque moitié est remplie par un caillot fibrineux , décoloré, fortement adhérent à l'endocarde et se prolongeant dans les gros vaisseaux ; écume abondante dans les bronches ; poumons rosés, fortes lividités à leur partie postérieure.

Observation 7. Salle 7 , n° 5. L., du 11ᵉ d'artillerie, se plaignant de maux de tête depuis deux jours, tombe sans connaissance le 17 mars 1841 dans la matinée ; à midi il est transporté à l'hôpital ; ne répond à aucune question , perte absolue de connaissance, face pâle et exprimant la douleur , mouvements

désordonnés , pupilles contractées, peau froide , plusieurs vomissements , traces d'éruption labiale, taches rosées sur le
ventre, pouls assez fort , à 72 (deux saignées de 350 grammes,
30 sangsues au cou, sinapismes); nuit agitée. Le 18 mars, coma,
excitation de la sensibilité cutanée, gémissements et cris, agitation convulsive, mains fréquemment portées aux organes
de la génération ; scène de fureur, expressions des plus hor-
ribles souffrances, pouls fréquent (30 sangsues le long du
rachis , 8 ventouses scarifiées, vésicatoire à la nuque et aux
mollets, lavement purgatif); dans la soirée même état, abattement, urines abondantes, grincement des dents (saignée de
300 grammes non couenneuse comme les précédentes, vésicatoire sur le synciput, 3 gouttes d'huile de croton). Le 19 mars,
traces d'intelligence; essaye de tirer la langue et de répondre
aux questions, déglutition facile, une selle involontaire, pouls
à 135 , grands cris pendant la visite (eau gommeuse, calomel
0,50, frictions mercurielles); dans la soirée céphalalgie cruelle,
paroles faciles, mais délire, violente agitation (8 ventouses
scarifiées à la nuque, sinapisme). Le 20 mars, cris pendant la
nuit, face livide, réponses assez faciles, douleurs atroces dans
la tête et le rachis, renversement du tronc en arrière, délire, agitation, deux selles calomel 0,50 et frictions mercurielles), cris et agitation tout le jour; le soir, sueurs abondantes, pouls fréquent. Mort à dix heures, quatre-vingt-
deux heures après l'entrée à l'hôpital, cent trente heures
après l'invasion de la maladie.

Autopsie. Traces de pus sous l'arachnoïde, au sommet du
cerveau, sur le trajet des grosses veines , sur les parties latérales , à la face interne des deux hémisphères, sur le cervelet, autour de la glande pituitaire, sur la commissure des
nerfs optiques; sérosité trouble dans le ventricule latéral gauche; pie-mère peu injectée, tissu cérébral mou, pâle. A partir
de la sixième vertèbre dorsale, couche purulente très-mince
autour des grosses veines rachidiennes, sur la face postérieure
de la moelle, pus sous l'arachnoïde ; rien à la face antérieure
de la moelle. Eruption considérable de follicules isolés dans
les deux derniers mètres des intestins grêles, follicules blancs,
saillants, d'autant plus abondants que l'on approche davantage
de la valvule; neuf plaques elliptiques gaufrées, à cinq ou
six centimètres de distance les unes des autres; pointillé noir
de la fin de l'iléon ; injection légère de la muqueuse; cœur

volumineux, chacune de ses moitiés est remplie par un caillot jaunâtre, comme organisé et recouvert d'une membrane très-fine, adhérent aux colonnes charnues, se prolongeant dans les gros vaisseaux. Rougeur des muqueuses vésicale et urétrale. Rien de particulier au foie et à la rate; écume abondante dans les voies aériennes; poumon rosé.

Observation 8. Salle 7, n° 57. R., du 7ᵉ, atteint de céphalalgie dans la matinée du 12 juin 1841, arrive à pied à l'hôpital à cinq heures du soir (saignée de 350 grammes); dans la nuit, vive agitation, perte de connaissance; le 13 au matin, coma, yeux fermés, pupilles contractées, mâchoires serrées, face pâle et stupide, mouvements désordonnés; gargouillement dans l'abdomen, pouls à 92, petit et serré, refroidissement (8 ventouses scarifiées sur le rachis, sinapismes). Dans la journée, l'agitation redouble, le malade s'échappe du lit, on doit lui mettre la camisole (16 sangsues aux tempes). Le soir, contracture des muscles, cris, dyspnée, pouls fréquent (saignée de 300 grammes). Dans la nuit, profond abattement, respiration gênée; pouls petit et accéléré, sueur à la face et à la poitrine. Mort à une heure du matin, trente-deux heures après l'entrée à l'hôpital, quarante heures après l'apparition des premiers symptômes.

Autopsie. Couche purulente jaunâtre recouvrant toute la surface du cerveau et du cervelet et descendant entre les circonvolutions cérébrales sur la pie-mère; flocons purulents jaunâtres, libres dans la grande cavité de l'arachnoïde du côté droit; sérosité trouble dans les ventricules; tissu cérébral sablé, consistance normale. Couche purulente épaisse de trois à quatre millimètres, recouvrant toute la partie postérieure de la moelle épinière jusqu'à la queue de cheval, pus moins abondant à la partie cervicale, surtout en haut; tissu médullaire un peu ramolli. Injection partielle très-légère de la muqueuse digestive, pas de développement de follicules, matières fécales moulées dans les gros intestins, vessie distendue par une grande quantité d'urine, muqueuse injectée. Caillots fibrineux et décolorés remplissant les cavités du cœur et se prolongeant dans les gros vaisseaux. Poumons gorgés de sang.

5° *Forme inflammatoire.* Dans cette forme une violente réaction succède à la période de dépression. Les symptômes ont l'acuité la plus vive et ils sont accompagnés d'un mouvement fébril intense. La mort n'est plus subite; il y a lutte. La marche de la maladie est moins rapide et les chances de guérison augmentent. Deux enfants ont présenté d'une manière remarquable les caractères de cette variété de la méningite. Nous insérons avec détail ces deux observations ; on y voit la preuve que la maladie n'a nullement été influencée par l'âge, qu'elle s'est partout accompagnée du même appareil de symptômes et des mêmes lésions anatomiques.

Observation 9. Salle 7, n° 24. H., âgé de douze ans, enfant de troupe au bataillon de pontonniers. Invasion subite le 27 mars 1841 à midi. Céphalalgie occipitale et vomissements ; entrée à l'hôpital dans l'après-midi ; tendance au coma, accablement, fortes douleurs à la nuque, réponses faciles, face altérée, vomissements fréquents, langue blanche et humide, point de chaleur, pouls à 56 (10 sangsues aux tempes, 12 aux apophyses mastoïdes trois heures après ; 6 ventouses scarifiées à la nuque ; sinapismes et cataplasmes vinaigrés aux extrémités ; limonade) ; le soir, amélioration, douleurs moins aiguës, nuit agitée, vomissements. Le 28 mars, céphalalgie moindre, stupeur légère, mais intelligence intacte, difficulté à étendre la jambe droite ; face un peu rouge ; pas de selle ; pouls serré à 84 (limonade, 10 sangsues aux tempes, lavement émollient). A trois heures de l'après-midi, immobilité, décubitus sur le dos, renversement de la tête en arrière, violentes douleurs à la nuque et à l'occiput, pouls à 84 (8 sangsues aux tempes, sinapismes, glace sur la tête). Délire et violente agitation toute la nuit. Le 29 mars, douleur frontale, face pâle, pupilles dilatées ; délire par intervalles, aucun souvenir des premiers moments de la maladie ; nausées, urines jaunes et troubles, pas de selle, langue humide, pouls à 94 (6 sangsues au front, glaces ; vésicatoires aux mollets, lavement purgatif) ; à midi, céphalalgie atroce, agitation, chaleur, pouls à 120, langue blanchâtre, tendant à se sécher, coliques (6 sangsues à l'épigastre, glace sur la tête) ; le soir, mieux, mais toujours délire ; agitation et loquacité toute la nuit. Le 30 mars, douleurs à la nuque augmentant par les mouvements de la tête, pupilles contractées, délire, langue rose et piquetée, vomissements , pas de selles , urines jaunes et sédimenteuses abondantes (calomel 0,20, vésicatoire à la nuque, glace). Le soir , douleurs moindres, pouls à 120; nuit plus calme. Le 31 mars , diminution du délire , cris par moments, deux selles, ventre souple, langue pâle, pouls à 132 (calomel 0,20). Le soir, délire par moments (extrait gommeux d'opium 0,03) ; nuit moins agitée. Le 1er avril, face rouge, pouls à 100 (calomel 0,20); le soir, vive douleur dans l'épaule droite (opium 0,03) ; cris et plaintes toute la nuit. Le 2 avril., violente douleur dans les jambes, tremblement des membres, face pâle et pommettes rouges, soif ardente , langue jaune, un peu sèche (potion opiacée à 0,05); même état tout le jour , souffrances cruelles (acétate de morphine 0,03). Le 3 avril, nuit plus calme, ne délire que par intervalles, chaleur modérée, pouls à 96 (morphine 0,03); le soir, chaleur, délire, soif, une selle, pouls à 120 (morphine 0,03). Le 4 avril, pouls à 160, respiration irrégulière (limonade vineuse, potion avec acétate d'ammoniaque 15 grammes); le soir, violente agitation, tremblements, loquacité (potion avec éther 20 gouttes). Le 5 avril, cris et délire toute la nuit, pouls à 140, faible, agitation extraordinaire (bouillon, limonade vineuse, acétate d'ammoniaque 15 grammes); le soir, gonflement emphysémateux du cou et du sommet de la poitrine. Le 6 avril , cris toute la nuit , emphysème du cou très-considérable et douloureux, réponses assez faciles, langue blanche (acétate d'ammoniaque et sirop de quinquina); le soir, respiration laborieuse, pouls à 144. Le 7 avril, nuit agitée, cris et délire, pouls à 150, 60 respirations par minute, emphysème de tout le thorax, agonie. Mort à une heure un quart, onze jours après l'entrée à l'hôpital.

Autopsie. Couche purulente, épaisse, recouvrant toute la face supérieure du cerveau, particulièrement ses lobes antérieurs, une grande partie de sa base, la protubérance annulaire et la commissure des nerfs optiques, tout le cervelet; pus disséminé sur les parties latérales et à la face médiane des hémisphères, pénétrant avec la pie-mère jusqu'au fond des circonvolutions. Pie-mère injectée en quelques points , arachnoïde reposant sur cette couche purulente sans y adhérer et ne présentant point d'opacité notable; deux cuillerées de pus crémeux dans les ventricules latéraux et dans les troisième et quatrième ventricules; parenchyme cérébral n'offrant riende particulier.

Couche purulente jaunâtre de trois à quatre lignes d'épaisseur, recouvrant toute la face postérieure de la queue de cheval, dont les faisceaux sont plongés dans une matière jaunâtre ; couche aussi étendue, mais moins épaisse à la face antérieure. Glandes mésentériques hypertrophiées et rouges ; muqueuse de l'estomac d'un gris rose, traces de pointillé ; deux invaginations des intestins grêles, plusieurs lombrics, arborisations partielles peu étendues, muqueuse généralement pâle ou jaunie par la bile, pointillé noir abondant près de la valvule, trois plaques elliptiques pâles et non saillantes dans les cinq derniers décimètres de l'iléon ; colon rempli de matières diarrhéiques, offrant quelques injections partielles, vessie injectée, distendue par de l'urine jaune et trouble. Emphysème du tissu cellulaire du cou, du thorax et du médiastin antérieur ; cœur volumineux, rempli de caillots décolorés, denses et adhérents. Poumon gauche contenant une grande quantité de petits tubercules blanchâtres commençant à se ramollir, hépatisation rouge, disséminée, occupant la moitié du poumon, adhérences des deux plèvres par une exsudation albumineuse récente. Poumon droit gorgé de sang, rougeur de la muqueuse aérienne, écume abondante dans les branches.

Observation 10. A. Bergmüller, âgée de dix ans, délicate et nerveuse, demeurant rue de l'Ecrevisse, 19, est bien portante encore le 7 avril 1841, au matin ; dans l'après-midi frissons violents et céphalalgie ; le soir vomissements ; dans la nuit, agitation, douleurs vives à la tête et dans le dos, plaintes, vomissements à plusieurs reprises, selle ordinaire, puis diarrhéique. Le 8 avril, céphalalgie atroce, pas de délire, décubitus sur le côté, face rouge, pouls à 150, langue rouge et tendant à se sécher (10 sangsues aux tempes, applications froides sur la tête, sinapismes aux extrémités) ; dans la journée délire par intervalle, continuation des douleurs à la tête et dans le rachis, décubitus sur le dos rendu impossible par l'excès des souffrances, six vomissements de matières verdâtres. Le soir, chaleur ardente, pupilles dilatées, pouls à 170 (12 ventouses scarifiées sur le rachis, glace sur la tête, calomel 1 gramme en 10 paquets d'heure en heure, vésicatoire aux mollets) ; nuit agitée. Le 9 avril même état, délire par intervalle (calomel 1 gramme) ; dans l'après-midi une selle, face rouge, délire, pouls à 120, assez fort ; à six heures du soir agitation effrayante, la malade veut à chaque instant quitter le lit, douleurs atroces.

chaleur, pouls à 120 (vésicatoire à la nuque, sinapismes); à huit heures légère amélioration; nuit agitée. Le 10 avril, délire et plaintes, douleur frontale et dorsale, face pâle et jaunâtre, langue blanche et humide, soif, une selle, ventre souple, pouls à 96, assez fort (calomel 1,50, sirop de morphine 20 grammes), délire et agitation inexprimable tout le jour, cris et gémissements, une selle; le soir même état, pouls à 120. Le 11 avril, exaltation de la sensibilité cutanée; la malade tressaille et pousse de grands cris dès qu'on la touche, amaigrissement, face livide, pouls à 180 (calomel, sirop de morphine); dans le jour agitation continuelle, faiblesse croissante; nuit moins agitée, délire. Le 12 avril, décubitus sur le dos, délire, le moindre contact arrache des cris, sueur générale, pouls à 180; affaiblissement graduel. Mort à onze heures du soir, cinq jours et demi après l'invasion des premiers symptômes.

Autopsie. Quelques traces de pus à la face supérieure du *cerveau* le long des grosses veines; fausse membrane épaisse de 0,004 sur la protubérance annulaire, là commissure optique et la région supérieure et moyenne du cervelet; sérosité trouble dans les ventricules latéraux, flocons purulents dans le quatrième, ramollissement notable de la voûte à trois piliers; parenchyme cérébral sablé, pie-mère injectée. Fausse membrane épaisse de 0,004 à 0,006, recouvrant, à dater de la sixième vertèbre cervicale, toute la partie postérieure de la *moelle épinière* jusqu'à la queue de cheval; traces de pus à la face antérieure. Pâleur de la muqueuse gastro-intestinale; rougeur légère à la fin de l'iléon; quatre plaques elliptiques légèrement proéminentes, formées de pointillé noir, à la fin des intestins grêles, glandes mésentériques développées. Vessie injectée, presque vide; poumons rougeâtres, point d'écume, cœur rempli de caillots fibrineux, denses et décolorés.

4° *Forme typhoïde.* La réaction qui succède à la première période se présente avec tous les caractères de la fièvre typhoïde. La nature du mouvement fébrile et du délire, l'apparition des symptômes gastriques, les épistaxis, les taches rosées, les pétéchies, et même les parotides complètent la ressemblance. L'autopsie seule vient démentir cette apparente identité, mais elle témoigne au moins d'une analogie en démontrant dans quelques cas la coexistence des lésions caractéristisques de la pie-mère et de l'affection des follicules intestinaux. Cette variété de la méningite est une des plus graves et une des plus intéressantes à étudier sous le point de vue théorique.

Observation 11. Salle 7, n° 20. G., du 1er régiment d'artillerie, en cantonnement à Illkirch. Invasion subite d'une violente céphalalgie au retour d'une promenade, le 16 février 1841 ; diarrhée pendant trois jours ; entré à l'hôpital le 19 février, à midi ; agitation, délire, violente céphalalgie, face rouge, vomissements fréquents, pouls à 88, fort et large (saignée de 350 grammes, 20 sangsues aux tempes, limonade) ; nuit agitée, délire. Le 20 février, délire analogue à celui de l'ivresse, stupeur, face rouge, hébétée, soif vive, langue piquetée, nausées fréquentes, une selle, peau chaude, pouls fort et dur, à 88 (limonade, saignée de 350 grammes, 20 sangsues). Du 21 au 27, agitation, délire, vives douleurs, soif, langue couverte d'un enduit jaunâtre, très-sèche, prenant au centre une teinte brune, soif, nausées, deux selles par jour, pouls fréquent et fort, exacerbation le soir (limonade, émulsion, 60 sangsues en cinq applications, sinapismes, lavements). Du 28 février au 9 mars, état typhoïde prononcé, stupeur, délire sourd, vive agitation la nuit, céphalalgie frontale, face exprimant la douleur, grand affaiblissement, langue sèche et brunâtre, tirée avec peine et tremblotante, réponses lentes, taches rougeâtres sur l'abdomen et le thorax, léger météorisme du ventre, deux selles par jour, urines rares, pouls serré de 100 à 120, peau chaude et sèche (eau gommeuse, sulfate de quinine 0,20 par jour, vin sucré, lavements amilacés, sinapismes). Du 10 au 19 mars, affaiblissement graduel, stupeur, plaintes, insomnie, douleur dans les jambes et dans le dos, odeur particulière très-fétide, larges pétéchies rougeâtres sur l'abdomen, gonflement extrêmement douloureux de la région parotidienne droite (le vingt-unième jour de la maladie). Le lendemain, tuméfaction de la parotide gauche, peau aride, pouls petit et à 120 (sulfate de quinine 0,20, acétate d'ammoniaque, 15 grammes, açétate de morphine 0,03, vin sucré 100 grammes, lotions aromatiques, vésicatoires aux mollets). Du 19 au 20, pouls misérable, à 144, agonie. Mort le 20, à trois heures du matin.

Autopsis. Couche purulente épaisse de deux à trois lignes , recouvrant toute la face supérieure du cerveau sous l'arachnoïde et pénétrant entre les circonvolutions , couche moins étendue à la base , bornée à la commissure des nerfs optiques, à la protubérance annulaire et à quelques autres points , fausse membrane épaisse à la base du cervelet et à l'entrée du quatrième ventricule , tissu cérébral injecté, ventricules latéraux contenant du pus qui s'infiltre dans les plexus choroïdes , séreuse ventriculaire injectée, rugueuse, parsemée de petites taches blanches semblables à des ulcérations. Pus diffluent autour de la moelle cervicale, fausse membrane épaisse sur la face postérieure de la moelle dorsale , petits lambeaux de fausses membranes sur la queue de cheval, tissu médullaire pâle, pie mère injectée. Pointillé rouge de la muqueuse de l'estomac, iléon d'un rouge vif dans toute son étendue, aucune trace de développement de plaques elliptiques ou de follicules isolés ; rugosité noirâtre sur la valvule, gros intestin assez pâle , cœcum injecté, entérite villeuse non typhoïde ; foie et rate n'offrant rien de particulier ; poumons contenant peu de sang, trachée sèche, sang coagulé remplissant les cavités gauches du cœur, en moindre quantité dans les droites.

Cette observation nous présente un appareil de symptômes qui appartient bien plus à la fièvre typhoïde qu'à la méningite cérébro - spinale ; à toute autre époque que pendant le règne d'une épidémie, le diagnostic n'eût point été douteux ; les pétéchies et les parotides semblaient lever toutes les incertitudes , et cependant l'autopsie ne décèle aucune trace d'altération des follicules , bien que la maladie ait duré vingt-neuf jours. Les centres nerveux sont recouverts de l'exsudation caractéristique.

Observation 12. Salle 20, n° 33. B., du 1er régiment d'artillerie, s'enivre le 2 avril 1841, va au polygone le 3, éprouve un violent malaise, rentre à la caserne à midi, perd connaissance , est porté à l'hôpital à six heures du soir : accablement profond, intelligence obtuse, pupilles dilatées, face d'un jaune terreux, vomissements, chaleur naturelle, respiration suspirieuse, pouls à 60 (saignée de 350 grammes , 20 sangsues aux tempes, 10 ventouses scarifiées sur le rachis) ; le soir même état (saignée de 350 grammes, 50 sangsues aux tempes, dans la soirée et pendant la nuit, sang non couenneux); nuit agitée. Le 4 avril, retour de la connaissance, douleur dans la tête et dans le dos, face morne, langue blanche et humide, pas de selle, urine abondante, pouls à 84, assez fort (limonade, émulsion, calomel 0,50, 20 sangsues derrière les oreilles); dans la journée violente agitation, application de la camisole; à trois heures, face rouge, stupeur, refus de boire (16 sangsues aux tempes, vésicatoires aux mollets). Le 5 avril, nuit agitée, plaintes et délire. Le matin, vives douleurs dans le cou, dans le dos et les membres, intelligence libre, abattement, face terreuse, langue sèche et brunâtre au centre, pas de selles, pétéchies violettes sur l'abdomen, urines très-abondantes, près de deux litres dans la nuit (limonade, nitrate de potasse 1,50, 20 sangsues derrière les oreilles, cataplasmes sinapisés aux pieds). Le soir, chaleur, face rouge, céphalalgie, pouls à 84 (tartre stibié 0,50, 16 sangsues, nuit tranquille). Le 6 avril, douleurs moindres, abattement, réponses faciles mais lentes, langue sèche, point de selles, pétéchies sur l'abdomen, pouls à 72 (calomel 0,40, 20 sangsues, vésicatoire à la nuque), violente exacerbation le soir, fièvre et délire. Du 7 avril au 1er mai, délire et céphalalgie par intervalles, stupeur, réponses lentes mais justes, profond affaissement, agitation des membres, langue jaunâtre et sèche, enduit brunâtre fuligineux, soif, par moments diarrhée, au plus trois selles par jour, météorisme de l'abdomen, gargouillement, odeur fétide, respiration suspirieuse, peau aride, pouls petit, de 72 à 104, amaigrissement rapide, exacerbation tous les soirs (calomel et frictions mercurielles dans les premiers jours, puis sulfate de quinine, vin sucré, acétate d'ammoniaque, lavement camphré, lotions acidules, vésicatoires). Du 1er au 3 mai, agonie. Mort le trente et unième jour.

Autopsie. Couche purulente blanchâtre très-mince, disséminée à la face supérieure du cerveau, plus épaisse à la base, particulièrement sur les nerfs olfactiques et optiques, sur la glande pituitaire, et entre les deux lobes antérieurs, pie-mère injectée contenant assez de sérosité, tissu cérébral pâle, sérosité trouble dans les ventricules. Fausse membrane blanchâtre, jaune en un seul point, sur la face postérieure de la moelle, à dater du milieu de la portion dorsale, fausse membrane rougeâtre piquetée de blanc à la face antérieure de la même portion de la moelle, pie-mère épaissie et injectée, arachnoïde opaque. Injection piquetée de la muqueuse de l'estomac, teinte rouge d'une partie des intestins grêles, pâlissant dans le dernier tiers de l'iléon, aucune trace de développement des follicules isolés ou agminés, rougeur et épaississement de la muqueuse de la première moitié du gros intestin, point d'ulcération; vessie injectée, distendue par de l'urine. Poumons contenant peu de sang, écume abondante dans les voies aériennes; caillots diffluents et sang liquide dans le cœur.

5º *Forme douloureuse ou nerveuse.* Cette variété de la méningite est caractérisée par la prédominance des douleurs; le coma, les convulsions et le délire ne sont plus, comme dans les autres formes, l'expression principale de la lésion des centres nerveux; si quelque chose ressemble au coma, c'est un affaissement profond à la suite de souffrances inouïes; au lieu des convulsions et du délire, on observe une agitation extraordinaire, des mouvements désespérés pour échapper aux atteintes du mal, une perversion passagère des facultés qui s'exaltent et s'égarent sous l'influence de douleurs intolérables. Souffrir était un fait ordinaire dans toutes les variétés de la méningite, mais ici c'est le phénomène dominant. Les douleurs ont eu pour siége la tête et le rachis; d'autres fois toute la surface du corps. Par une heureuse compensation, cette forme a été moins meurtrière que les précédentes; la mortalité ne s'est élevée qu'à 50 pour 100.

Observation 13. Salle 24, nº 14. Laruelle, du 34ᵉ, frissons, puis chaleur dans la soirée du 7 avril 1841; le lendemain, céphalalgie, douleurs dans le dos et dans les membres; entrée à l'hôpital à cinq heures du soir (saignée de 350 grammes, couenne légère, 30 sangsues aux tempes). Le 9 avril, nuit agitée, violente céphalalgie, connaissance entière, langue humide, pas de selle, pouls à 95, fort et développé (limonade, potion stibiée à 0,60), augmentation de la céphalalgie le soir, point de délire (20 sangsues aux tempes). Le 10 avril, à trois heures du matin, douleurs atroces dans les jambes, arrachant au malade de grands cris, non augmentées par la compression du rachis, céphalalgie moindre, pouls à 104, serré, deux selles (8 ventouses scarifiées sur le rachis), diminution graduelle des souffrances qui cessent complétement à onze heures du matin ; le soir, douleurs lancinantes dans la tête et les yeux (20 sangsues aux tempes). Le 11 mars, nuit plus calme, connaissance entière, mieux marqué. Le 12 mars, pendant la nuit, réapparition des douleurs dans les extrémités inférieures, gémissements et cris (6 ventouses scarifiées sur le rachis) ; le matin, fourmillement dans les jambes, céphalalgie médiocre, faiblesse et étourdissement, pouls à 90, langue pâle et humide, une selle (limonade, vésicatoire à la nuque, sinapismes aux mollets). Le 13 mars, éruption vésiculeuse au menton et à la lèvre inférieure, cinquante vésicules environ, mieux sensible, sommeil, pouls à 90. Du 13 au 19 mars, amélioration graduelle, cessation complète des douleurs, éruption desséchée, une selle par jour, urines jaunes, sédimenteuses et extrèmement abondantes. A dater du 24 mars, convalescence, retour des forces ; sortie le 20 avril. Le malade ne se rappelle que d'une manière confuse les premiers jours de sa maladie, bien que ses facultés intellectuelles n'eussent paru alors nullement altérées.

Observation 14. Vanderlieb, âgé de vingt et un ans, robuste, demeurant rue de l'Écrevisse, 23, travaillant le 8 avril à la fonderie, éprouve dans la soirée du même jour des frissons, de la céphalalgie et des vomissements. Le 9 au matin, il va encore à son travail, il en revient à neuf heures, en proie à une céphalalgie intolérable, accompagnée de vomissements continuels ; le soir à six heures, douleur atroce à la tête et à la nuque, connaissance entière, face pâle, agitation extraordinaire, gémissements, nausées et vomissements verdâtres, langue un peu jaune, chaleur à peine augmentée, pouls à 96 (saignée de 450 grammes, sang non couenneux) ; dans la nuit céphalalgie cruelle, délire par moments. Le 10 avril, même état, gémissements et désespoir, agitation inexprimable, on a peine à contenir le malade, mains continuellement portées aux organes génitaux, réponses faciles, face colorée, pupilles dilatées, pouls fort, à 80, langue sèche et jaune au centre, vomissements de matières vertes (30 sangsues au cou, 30 ventouses sur le rachis, frictions mercurielles 20 grammes) ; le soir douleur violente à la nuque, délire par intervalle, pouls

variant en peu d'instants, de 96 à 80, chaleur assez prononcée
(30 sangsues aux tempes, 30 grammes de sirop de morphine).
Le 11 avril, nuit plus calme, se dit un peu mieux; expression
de stupeur, douleur à la nuque et au front, lenteur des mouvements, soif vive, pouls à 78 (30 sangsues à la nuque, vésicatoire aux mollets); à deux heures de l'après-midi, redoublement des douleurs et de l'agitation, le malade s'enfuit deux
fois de son lit, délire par excès de souffrances, plaintes dé-
chirantes, douleurs cruelles à la région lombaire, vomissements, face profondément altérée, chaleur modérée, pouls
à 78 (30 ventouses scarifiées sur le rachis donnant plus de
400 grammes de sang, vésicatoire à la nuque), un peu de
calme, respiration suspirieuse, pouls à 78, à neuf heures du
soir. Le 12 avril, nuit moins agitée, diminution des douleurs,
palpitation du cœur, battements très-forts, pouls variable,
100, 84, 78, 80, 100, 78 pulsations par minute, à peu d'instants d'intervalle, soif vive, langue sèche au centre (calomel
1,50, frictions mercurielles 20 grammes, sirop de morphine
30 grammes); à dater de 11 heures du matin exacerbation violente, douleur intolérable dans les lombes, cris, efforts pour
fuir, respirations suspirieuses, même scène que la veille (30
ventouses scarifiées sur le rachis donnant 350 grammes de sang,
potion avec extrait de belladone 0,10, friction avec jusquiame
et belladone sur le rachis); même état dans la première partie
de la nuit. Le 13 avril, à quatre heures du matin, soulagement,
grande faiblesse, lenteur des mouvements, intelligence libre ;
pouls à 104, peau sèche (extrait de belladone 0,10, frictions
mercurielles 20 grammes, vésicatoire aux lombes), calme dans
la journée; de cinq à sept heures du soir exacerbation moins
vive que les jours précédents. Le 14 avril, nuit mauvaise,
douleurs, délire par moments; le matin plaintes cruelles, désespoir, pouls à 96, dur et vibrant, respiration accélérée,
entrecoupée de profonds soupirs, faiblesse et amaigrissement
prononcés, face altérée et pâle (belladone 0,15, glace sur la
tête); le soir, pouls à 100, sueur générale, rémission marquée,
diplopie. Le 15 avril, nuit plus calme, un peu de sommeil,
urine abondante d'un jaune clair; le matin, amélioration sensible, douleur supportable, pouls à 87, pupilles dilatées, légère douleur à la gorge (belladone 0,15, frictions mercurielles),
exacerbation fébrile le soir, pouls à 98. Le 16 avril, pendant
la nuit, diarrhée abondante, treize selles, coliques et tenesme,

délire par intervalle; le matin, coliques et douleurs à la région de la vessie, tête libre, peau chaude, pouls à 88 (acétate de morphine 0,05, lavements et cataplasmes émollients). Le 17 avril, quelques moments de délire, point de douleur, oppression, battement du cœur très-fort, premier bruit éclatant, pouls tendu et vibrant, à 84; le soir, légère exacerbation. Le 18 avril, agitation toute la nuit, loquacité; le matin, affaiblissement, malaise, face altérée (sulfate de quinine 0,50); dans la journée, agitation, coliques, épistaxis. Le 19 avril, mieux marqué, agitation le soir. Du 20 au 25, amélioration graduelle, cessation absolue des douleurs, appétit très-vif, digestions faciles, convalescence. Du 25 avril aux premiers jours de mai, retour des forces, rétablissement complet sans accidents consécutifs.

6º *Forme paralytique.* Elle a été rare, deux malades seulement l'ont présentée; nous avons exposé ses caractères dans la description des symptômes.

Observation 15. Salle 5, nº 27. T., pontonnier. Invasion subite d'une céphalalgie occipito-frontale très-intense, pendant qu'il est de garde le 21 mai 1841; rentre à pied à la caserne, vomissements; à quatre heures du matin, céphalalgie plus intense, face rouge, pouls dur et légèrement accéléré (saignée de 450 grammes). Entré à l'hôpital le 22 mai : douleur vive à la nuque et dans le rachis, stupeur, réponses lentes, contracture des membres, décubitus latéral, langue humide, constipation depuis deux jours, pouls dur et serré, limonade, saignée 350 grammes, sang non couenneux, sérosité abondante et verdâtre, 24 sangsues aux tempes). Le 23 mai, diminution des douleurs, réponses moins lentes. Jusqu'au 1er juin même état, céphalalgie et rachialgie légères, point de fièvre, grand abattement, une selle par jour. Dans la nuit du 1er au 2 juin, paralysie complète du membre abdominal gauche, mouvements abolis, sensibilité nulle, le bras gauche est aussi fort que le droit, céphalalgie et stupeur non augmentées, même état des autres symptômes. Le 10 juin, paralysie étendue au bras gauche, pouls calme. Le 11 juin, hémiplégie gauche complète, langue presque immobile, resserrement tétanique des mâchoires, coma profond; à force de sollicitations on obtient quelques marques de connaissance, alors plaintes de douleur à la nuque, pouls lent (vésicatoire à la nuque, sinapismes, lavements purgatifs). Du 13 au 16 juin, amélioration légère, diminution de la paralysie du bras gauche, quelques mouvements, réponses plus faciles, respiration suspirieuse, pouls serré et fréquent, quelques selles. Du 17 au 23, aggravation de tous les symptômes, paralysie plus complète, rigidité des muscles non paralysés, renversement de la tête en arrière, douleur quand il y a connaissance, bientôt coma absolu, desquamation en écailles de l'épiderme de la face et du thorax. Mort le 24 juin à quatre heures du matin.

Autopsie. Point de traces de pus jaunâtre à la surface de cerveau ou de la moelle, mais rougeur et épaississement de la pie-mère en quelques points, particulièrement sur la protubérance et à la face postérieure de la moelle épinière avec stries blanchâtres de l'arachnoïde. Ventricule droit considérablement dilaté, renfermant 100 grammes environ de caillots de sang noir ; séreuse ventriculaire rougeâtre, injectée, ramollie, facile à détacher et à déchirer ; à la partie antérieure du ventricule, séreuse détruite, caillots de sang immédiatement en contact avec le tissu cérébral, adhérents et comme confondus avec le parenchyme ; quelques caillots de sang, plus denses que les autres, rouges et comme organisés en dehors, noirâtres à l'intérieur ; foyer apoplectique dépassant les limites du ventricule et s'étendant en avant et en haut à une grande partie de l'hémisphère droit, parenchyme jaunâtre, ramolli, injecté, comme déchiré ; quelques traces de caillots dans le ventricule gauche et dans le troisième ventricule ; rien dans le quatrième ; léger ramollissement de l'hémisphère gauche ; cervelet et moelle épinière à l'état normal ; sérosité limpide sous l'arachnoïde spinale. Rougeur livide et pointillée, ramollissement de la muqueuse de l'estomac ; pas de lésion foliculeuse, injections partielles des intestins grêles ; rougeur et épaississement de la muqueuse du gros intestin. Poumons médiocrement engorgés, cœur petit, renfermant du sang noir et des caillots décolorés.

7° *Forme hectique.* La longueur de la maladie, la persistance des symptômes caractérisent cette variété. Tous les cas qu'elle présente peuvent se résumer ainsi : Invasion subite comme pour les autres formes, prompte diminution des accidents conservant une intensité moyenne, remarquable par son opiniâtreté, douleurs légères ou nulles, ne reparaissant que par intervalles, délire calme avec hallucinations, prostration des forces extrême, amaigrissement rapide, diarrhée fréquente, progrès effrayants du marasme sous l'influence de la lésion profonde de l'innervation. On constate à l'autopsie un commencement de transformation de l'exsudation purulente en fausse membrane vasculaire et en tissu cellulaire blanchâtre et opaque.

8° *Forme comateuse.* Je ne connais point de méningite que l'on ait pu confondre avec une véritable apoplexie. Mais un coma profond, succédant à d'autres symptômes et alternant avec eux, a prédominé dans quelques cas.

Observation 16. Salle 7, n° 15. S., du 11ᵉ d'artillerie, apporté à l'hôpital sans connaissance le 3 mars 1841, à une heure de l'après-midi (saignée de 350 grammes, 20 sangsues aux tempes). Le 4 mars, immobilité absolue, coma profond, aucune réponse, pupilles contractées, face stupide, langue humide, peau froide, pouls à 60 (infusion de tilleul, 6 ventouses scarifiées sur le rachis, vésicatoire aux mollets, lavement purgatif). Le 5 mars, même état, perte absolue de connaissance, pouls lent, constipation (calomel et jalap 1 gramme, vésicatoire à la nuque). Le 6 mars, renversement de la tête en arrière, par moments apparence de connaissance, mais aucune réponse, commencement d'éruption vésiculaire aux lèvres, une selle involontaire, pouls à 80 (6 ventouses scarifiées sur le rachis, calomel 1 gramme). Le 7 mars, pouls à 100, perte absolue de connaissance, agitation, plaintes, extrémités froides, une selle, sécrétion purulente à la paupière gauche (limonade vineuse, vésicatoire sur la tête). Le 8 mars, agitation, respiration suspirieuse. Mort à cinq heures du matin.

Autopsie. Traces légères de matière purulente à la face supérieure du cerveau, fausse membrane épaisse de 5 à 7 millimètres à la base, recouvrant la commissure optique, le plancher du troisième ventricule, la protubérance annulaire, la moelle allongée jusqu'au trou occipital, toute la face inférieure du cervelet, et pénétrant dans le rachis; pie-mère injectée, cerveau sablé, légèrement ramolli, ventricules latéraux contenant deux cuillerées environ de pus jaunâtre, voûte à trois piliers et centre ovale ramollis considérablement, comme macérés; pus dans le troisième et le quatrième ventricules. Couche purulente, épaisse, recouvrant les deux faces de la moelle épinière. Teintes grisâtres et injections partielles de la muqueuse gastro-intestinale, sans développement des follicules. Poumons engorgés, sang coagulé dans les cavités droites du cœur.

On remarquera dans cette observation le rapport des lésions anatomiques et des symptômes, la coïncidence du coma avec la présence du pus dans les ventricules, et le ramollissement des parties centrales du cerveau.

9° *Forme délirante.* Le délire a été fréquent mais rarement tenace; presque toujours il alternait avec d'autres symptômes; chez quelques malades cependant il a été remarquable par son acuité et sa persistance. Dans deux de ces cas, la partie antérieure du cerveau était le siége principal de la sécrétion purulente.

Observation 17. Salle 7, n° 50. M., du 34ᵉ, atteint subitement le 25 mars, à onze heures du matin, d'une céphalalgie très-violente; transporté à l'hôpital le même jour à une heure : céphalalgie, stupeur, réponses lentes, face jaunâtre, vomissements fréquents, pouls à 92 (saignée de 350 grammes, sang non couenneux, 20 sangsues aux tempes, sinapismes). Le 26 mars, même état, stupeur, roideur du tronc et renversement de la tête (8 ventouses scarifiées sur le rachis, 16 sangsues aux tempes à deux reprises). Le 27 mars, céphalalgie moindre, réponses plus faciles, deux selles, faiblesse, pouls à 115. Le 28 mars, tremblement des membres, urines abondantes (calomel 0,20, sulfate de quinine 1 gramme, sinapismes). Les 29 et 30 mars, céphalalgie cruelle, délire, langue jaunâtre, gargouillement dans l'abdomen, deux selles. Le 31 mars, continuation du délire (calomel 0,30, extrait gommeux d'opium 0,05, vésicatoire à la nuque et aux mollets). Le 1ᵉʳ avril, délire, agitation, pouls à 120; rétention d'urine, emploi de la sonde, urine abondante et jaune. Le 2 avril, hallucinations, idées fixes, il dit qu'on a coupé son corps en morceaux pendant la nuit et que les fragments ont été rajustés (sinapismes, opium 0,05). Les 3 et 4 avril, grande loquacité, parle de son pays, se croit sur le point de partir, calme tout en délirant, pouls à 120, pas de chaleur, une selle, affaiblissement considérable. Mort le 5, à cinq heures du matin.

Autopsie. Fausse membrane jaunâtre sur les lobes antérieurs du cerveau, point de pus sur le lobe postérieur; couche épaisse sur la commissure des nerfs optiques et à la base du cervelet; deux cuillerées de pus verdâtre dans la corne postérieure des ventricules latéraux et dans le troisième-ventricule; sérosité trouble à la partie antérieure des ventricules; à dater du milieu de la région dorsale, pseudo-membrane jaunâtre sur les deux faces de la moelle et flocons purulents entre les faisceaux de la queue de cheval; pie-mère et parenchyme cérébro-spinal injectés. Rougeur de la fin des intestins grêles, plusieurs plaques gaufrées, elliptiques, longues de 0,05, à peine saillantes. Poumons roses, écume dans les bronches, sang liquide et caillots décolorés dans le cœur.

Observation 18. Salle 21, n° 37. E., du 1er d'artillerie. Après un excès de boisson, malaise et céphalalgie le 22 février, délire, mouvements convulsifs et perte de connaissance le soir; entré à l'hôpital à neuf heures (saignée de 350 grammes). Le 23 février, délire, face rouge, céphalalgie, agitation, pouls fréquent et fort, constipation (saignée de 350 grammes, lavements). Les 24 et 25, douleur violente dans les reins, renversement de la tête en arrière, éruption labiale (50 sangsues aux tempes et aux apophyses mastoïdes, etc.). Le 26 février, délire complet, renversement en arrière de tout le tronc, pouls lent, peau chaude, constipation (vésicatoire aux mollets, lavement purgatif). Du 27 février au 3 mars, même état, persistance du délire. Le 4 mars, à dix heures du soir, le malade s'échappe de son lit, quitte la salle, traverse deux cours et s'enfuit en chemise jusqu'à la porte extérieure; le lendemain, face stupide, idées égarées, langue blanche et humide, une selle, pouls à 90. Du 6 au 9 mars, diminution, puis cessation du délire, pouls à 60. Du 10 au 16 mars, diarrhée intense, provoquée par des écarts de régime, disparition complète des phénomènes cérébraux. Du 17 au 28 mars, convalescence, retour graduel des forces. Sortie le 29 avril; souvenir confus des actes commis pendant le délire.

10° *Forme céphalalgique et délirante.* Cette forme,

beaucoup moins grave que les précédentes , offre l'exemple
de guérisons rapides , quoique les symptômes , au début ,
annonçassent souvent le plus grand danger.

Observation 19. Salle 7, n° 52. Paul, du 69ᵉ, étant à cheval
dans l'après-midi du 2 mars , est pris d'étourdissements tels qu'à
plusieurs reprises , il est sur le point de tomber ; dans la soirée,
frissons , vomissements , céphalalgie , saignée à onze heures
du soir , nuit agitée ; entré à l'hôpital le 3 mars , à huit heures
du matin : céphalalgie violente , trouble et excitations dans les
idées, réponses justes , plaintes , vomissements , langue rose ,
pouls à 88 (30 sangsues aux tempes , sinapismes) ; le soir , abattement, perte de connaissance (12 sangsues , potion stibiée à
0,50). Le 4 mars , stupeur , réponses lentes , céphalalgie , pouls
à 88 (vésicatoires aux mollets et à la nuque). Le 5 mars , douleur vive à la partie moyenne du côté droit de la poitrine , diminution du bruit respiratoire , mal de tête entièrement disparu , pouls naturel (30 sangsues sur le point douloureux). Du
6 au 10 mars , douleur pectorale , toux fréquente , oppression,
crachats rouillés , matité à droite , râle crépitant , pouls de 80
à 100, plus de délire ni de céphalalgie, surdité du côté gauche
(8 ventouses scarifiées et vésicatoire sur le thorax). Du 11 au
19 mars , diminution graduelle des symptômes de la pneumonie. Du 20 au 25 mars , diarrhée abondante (opium 0,05 par
jour); guérison prompte. P. sort le 4 avril, bien guéri ; il n'a
aucun souvenir des quatre premiers jours de sa maladie.

11° *Forme céphalalgique.* C'est à cette forme que se
rapportent la plupart des méningites qui ne se sont pas
accompagnées de phénomènes rachidiens, les maladies
qui se sont arrêtées au premier degré, les simples congestions cérébrales que la similitude de plusieurs symptômes
permettait de rattacher à l'épidémie. L'invasion différait
peu de celle des autres variétés , mais la céphalalgie constituait toujours le phénomène principal. Tantôt la guérison
a été prompte , tantôt au contraire elle n'a été obtenue
qu'au prix d'une longue convalescence, bien que la maladie parût n'avoir qu'une médiocre intensité.

Observation 20. Salle 7, n° 29. C., du 69ᵉ de ligne. A la suite d'un travail prolongé et d'excès de boisson, céphalalgie pendant deux jours, vomissements et douleurs plus vives dans la nuit du 27 au 28 février 1841 ; entré à l'hôpital le 28 : céphalalgie très-violente, douleur se prolongeant par moments dans le dos et le cou, facultés intactes, mais abattement, chaleur naturelle, pouls lent (saignée de 350 grammes ; 40 sangsues aux tempes, dans la journée : calomel et racine de jalap, 1 gramme). Le 1ᵉʳ mars, céphalalgie violente, cessation des douleurs dans le rachis, point de sommeil, agitation, chaleur naturelle (20 sangsues, calomel et jalap 1 gramme, lavement purgatif). Le 2 mars, mieux, céphalalgie moindre, facultés toujours libres, deux selles (sulfate de soude 50 grammes). Le 3 mars, éruption de vésicules sur tout le front, céphalalgie légère, trois selles. Le 4 mars, même état, progrès de l'éruption, pouls à 56. Le 5 mars, éruption vésiculeuse s'étendant à tout le front, à la paupière, à la joue gauche et à la lèvre supérieure, amélioration marquée. Le 6 mars, éruption envahissant une partie du cuir chevelu. Du 7 au 10 mars, l'éruption se dessèche, convalescence, retour graduel des forces et de l'embonpoint. Sortie le 20 avril ; point de souvenir des deux premiers jours de la maladie.

IV. ANATOMIE ET CHIMIE PATHOLOGIQUES.

L'unité que présentaient les symptômes, se retrouve dans l'anatomie pathologique ; l'ouverture des cadavres fait partout reconnaître la même lésion ; l'altération matérielle des organes est en rapport exact avec le trouble de leurs fonctions.

1° C'est l'*appareil cérébro-spinal* qui est le siége de la lésion fondamentale ; l'épidémie qui nous occupe a été caractérisée, au point de vue anatomique, par la présence d'un épanchement purulent à la surface des centres nerveux.

Les *téguments* du crâne et la *dure-mère* n'offraient rien de particulier ; les sinus de cette dernière étaient presque toujours remplis de caillots de sang très-denses.

10.

Le feuillet pariétal de l'*arachnoïde* était exempt de toute lésion ; le feuillet viscéral réposait sur l'épanchement purulent. On distinguait sous la séreuse la couche jaunâtre qui tapissait la pie-mère. L'arachnoïde n'adhérait point à la fausse membrane qu'elle recouvrait ; au cerveau elle s'en détachait assez facilement, et à la moelle, une simple insuflation la soulevait tout entière. En général, l'arachnoïde, malgré son contact avec le pus, conservait toute sa transparence et restait manifestement saine ; même au-dessus des exsudations purulentes les plus étendues. Quelques fois cependant elle était blanchâtre et opaque au cervelet, à l'ouverture du quatrième ventricule, entre les nerfs optiques et la protubérance annulaire, au-dessus des glands de Pacchioni. Cette opacité, observée dans des cas anciens, semblait coïncider avec un travail de résorption. La grande cavité de l'arachnoïde renfermait ordinairement une petite quantité de sérosité ; deux fois elle a été d'une sécheresse remarquable ; dans deux autres cas, des flocons purulents étaient contenus dans l'intérieur même du sac arachnoïdien.

La *pie-mère* était le siége constant de l'altération caractéristique. L'épanchement, placé à sa surface, s'est présenté sous différents aspects. Tantôt c'était un liquide jaunâtre et diffluent, tantôt un pus lié et épaissi, le plus souvent une fausse membrane jaunâtre, dense, dont l'épaisseur variait de 5 à 6 millimètres, et qui ressemblait à une couche de beurre étendue à la surface du cerveau. Lorsque l'épanchement était peu abondant, il se distribuait, sous forme de stries jaunâtres, plus ou moins larges, sur le trajet des grosses veines du cerveau, au-dessus des scissures et de l'intervalle qui sépare les circonvolutions, et le long des veines flexueuses de la partie postérieure du rachis. D'autres

fois le pus était disséminé en plaques de dimensions variables; le cerveau était couvert d'îlots purulents plus ou
moins rapprochés, et dont le diamètre variait d'un à plusieurs centimètres. Enfin la fausse membrane avait une
étendue considérable et semblait une nouvelle méninge sur
la totalité des centres nerveux. Le pus restait souvent à la
surface de la pie-mère, adhérant plus ou moins à cette
membrane, et ne pénétrait point entre les circonvolutions.
D'autres fois il descendait avec elle jusqu'au fond de leurs
intervalles.

Les qualités physiques du pus variaient suivant les époques de la maladie; liquide au début, il prenait bientôt une
consistance plus ou moins ferme, et la fausse membrane
acquérait souvent une très-grande solidité. Dans deux cas
la pseudomembrane, rougeâtre et épaissie, faisant plus in-
timement corps avec la pie-mère, semblait présenter les
traces d'un travail de résorption.

La pie-mère offrait une vive injection, ses vaisseaux les
plus fins étaient remplis de sang et les plus grosses veines
de caillots assez denses; d'autres fois elle était remarquable
par sa pâleur.

La sérosité, placée dans ses mailles, généralement abondante et limpide, malgré la présence de la couche pseudo-
membraneuse, était quelquefois trouble et purulente. Le
liquide spinal, au contraire, était toujours lactescent et mêlé
de pus, même quand la fausse membrane ne s'étendait pas
au rachis.

Les *ventricules* cérébraux, dans plus de la moitié des cas,
vingt-six sur quarante-trois, renfermaient du pus. Tantôt
on y trouvait une sérosité lactescente, mêlée de flocons al-
bumineux, tantôt un pus jaunâtre, lié, vraiment phlegmo-

neux. Sa quantité variait de dix à vingt-cinq grammes. Le ventricule latéral droit contenait une fois des caillots de sang. Les plexus choroïdes étaient souvent pâles, décolorés, blanchâtres, infiltrés de sérosité trouble. Deux fois la séreuse ventriculaire, rouge et ramollie, était parsemée de petits points blancs, semblables à des ulcérations. Dans d'autres cas les ventricules ne renfermaient qu'une sérosité limpide, malgré l'étendue de la pseudo-membrane qui couvrait le cerveau.

Le *parenchyme cérébral*, quelquefois injecté, le plus souvent très-pâle, a offert cinq exemples d'un ramollissement considérable des parties centrales, de la voûte à trois piliers et des parois des ventricules latéraux. Ce ramollissement, porté jusqu'à la diffluence, coïncidait bien avec la présence du pus dans les cavités, mais le liquide n'était pas en quantité assez considérable pour qu'on pût n'admettre qu'un simple effet de macération. Cette diffluence manquait dans d'autres cas où le pus a été plus abondant. Le *tissu médullaire* n'offrait aucune trace d'altération ; c'est à peine s'il était parfois le siége d'une injection légère. Il en était de même du cervelet, de la protubérance annulaire, de la moelle allongée, de l'origine des différents nerfs ; en général, l'intégrité parfaite du tissu cérébro-rachidien contrastait d'une manière remarquable avec l'étendue de l'altération qui existait à la superficie.

La pseudo-membrane s'est rencontrée 29 fois sur le cerveau et sur la moelle en même temps ; 7 fois sur le cerveau seul ; dans 5 cas il n'existait aucune trace de lésion ; dans 4 autres, le rachis n'a pas été ouvert ; jamais la sécrétion morbide ne s'est formée isolément sur la moelle.

La fausse membrane s'est distribuée de la manière sui-

vante sur les diverses régions du cerveau : au sommet et
à la base en quantité à peu près égale, 14 fois ; au sommet
exclusivement 8 fois ; principalement 6 fois ; à la base exclusivement 2 fois ; principalement 9 fois ; dans les ventricules 26 fois ; sur les nerfs optiques 9 fois ; à la protubérance annulaire 4 fois ; à la moelle allongée 5 fois, sur les
nerfs olfactifs 2 fois, au cervelet presque constamment.

Ainsi, le sommet et la base du cerveau sont le plus souvent atteints à la fois ; cependant la lésion de la face supérieure se présente avec une fréquence un peu plus grande ;
il est surtout plus commun qu'elle soit exclusivement frappée. Toutes les régions du sommet ont été le siége de la
sécrétion, antérieures, postérieures, latérales, fond des
scissures, faces correspondantes des hémisphères. A la base,
le pus n'était jamais exclusivement en avant, mais trois
fois il n'occupait que les lobes postérieurs. On l'observait
fréquemment sur la commissure des nerfs optiques, dans
l'intervalle qui s'étend entre eux et la protubérance, sur
la glande pituitaire, sur les nerfs olfactifs, 26 fois dans les
ventricules, particulièrement dans les deux premiers et le
quatrième. Le pus a existé isolément 2 fois sur les lobes antérieurs et 6 fois sur les postérieurs.

L'exsudation purulente occupait la totalité de la moelle
épinière 10 fois, sa région inférieure seule, 15 fois ; dans
2 cas il n'existait qu'un trouble purulent du liquide rachidien. La région inférieure de la moelle était le siége de prédilection de la maladie ; lorsque tout l'organe était lésé,
la pseudo-membrane était encore plus épaisse en bas qu'en
haut. Jamais la région supérieure n'a été exclusivement
atteinte ; si elle présentait des traces de pus, on était certain d'en rencontrer aussi aux parties inférieures. La fausse

membrane a commencé 7 fois sur 15 au niveau des quatrième, cinquième, sixième et septième vertèbres cervicales ; 7 fois dans la région dorsale ; une fois elle n'occupait que cette dernière région. Les nerfs de la queue de cheval baignaient au milieu de flocons purulents. En général, la fausse membrane était plus épaisse à la face postérieure de la moelle qu'à sa face antérieure ; dans 6 cas la sécrétion morbide n'existait qu'en arrière. On a observé une fois la lésion exclusive de la face antérieure en haut, tandis que la totalité du cordon était lésée aux régions dorsale et lombaire.

2º Examinons maintenant les *rapports de ces lésions avec les symptômes.*

Une première question se présente : La lésion de la pie-mère a-t-elle été un fait constant ? Dans trois cas où la mort a eu lieu 15, 24 et 56 heures après l'invasion, je n'ai découvert aucune trace d'exsudation purulente, bien que l'observation pendant la vie n'eût laissé aucun doute sur la nature de l'affection. Une seule fois la pie-mère était vivement injectée ; on remarquait chez les trois sujets une grande sécheresse des membranes. Ainsi, comme dans beaucoup d'autres épidémies, les malades pouvaient succomber avant le développement de lésions appréciables, par l'impression même de la cause ou par l'effet du travail organique qui préparait la formation du pus. L'observation suivante donnera la preuve de cette absence d'altération matérielle.

Observation 21. Bouillan, âgé de dix-huit ans, robuste, ouvrier à l'arsenal, demeurant à la fonderie, va à son travail le 26 mars 1841, à cinq heures du matin ; vers neuf heures, il éprouve du malaise et des nausées ; à onze heures et demie il revient chez lui, traversant toute la ville à pied, il se met à table à une heure et prend quelques aliments ; à deux heures, frissons, céphalalgie violente, vomissements ; à trois heures, douleur et roideur à la nuque ; à six heures du soir, aggravation de tous les accidents, roideur des membres, perte de connaissance; à sept heures, coma, mouvements convul-sifs, pouls petit et serré (saignée de 450 grammes, sang non couenneux, 20 sangsues aux tempes, sinapismes); à neuf heures, face pâle, pupilles dilatées, insensibles à la lumière, décubitus sur le dos, tête roide et renversée en arrière, quel-ques mouvements des mains et de la tête, coma absolu, ce-pendant traces de sensibilité par l'action des sinapismes, plaintes inarticulées, chaleur naturelle, pouls à 84, dur, vi-brant, déglutition difficile, une selle involontaire (potion avec tartre stibié, 0,50, sangsues permanentes au front, 30 ven-touses scarifiées sur le rachis, sinapismes), même état jusqu'à onze heures, coma, affaiblissement, immobilité, gêne de la respiration. Mort à minuit trois quarts, quinze heures après l'apparition des prodrômes, neuf heures après que le malade s'est alité, six heures après la perte de connaissance.

Autopsie faite en présence de MM. WILLEMIN, MARCHAL et RUEF, trente-deux heures après la mort. Aucune trace de pus à la surface du cerveau et de la moelle, opacité douteuse le long du trajet de quelques grosses veines, pie-mère non injectée, arachnoïde saine, très-faible quantité de sérosité limpide sous l'arachnoïde et dans les ventricules, consistance et coloration normales du tissu de la moelle, du cervelet et du cerveau ; tube digestif sain dans toute son étendue ; écume abondante dans la trachée, poumons rougeâtres, caillots dé-colorés dans le cœur.

La mort a donc pu précéder la formation de l'exsudation purulente, mais presque toujours le contraire a eu lieu. Combien de temps fallait-il pour que cette altération pût se produire? La rapidité de son développement, variable suivant les cas, a été généralement très-prompte ; des ex-sudations d'une grande épaisseur et s'étendant au cerveau et à la moelle, se sont formées en moins de trois et quatre jours. Je les ai rencontrées dans onze cas, dont la durée n'avait certainement pas dépassé cinq jours, en y com-prenant les prodromes. Le pus existait en quantité notable chez un militaire qui succomba huit heures après son entrée à l'hôpital, et vingt heures après l'apparition des premiers accidents. On peut certainement admettre que l'exsudation commençait souvent à s'opérer dès le premier jour de la maladie.

L'exsudation paraissait d'abord au cerveau, puis elle s'étendait au rachis. Dans les cas très-rapides, le cerveau seul était lésé; si la maladie durait davantage on observait l'altération commençante de la moelle caractérisée par une simple lactescence du liquide rachidien. Cinq observations ont montré d'une manière évidente cette succession dans le développement des lésions.

Il est un certain nombre de cas où la maladie, quoique ayant une longue durée (cinq cas de dix-sept à trente-huit jours), est restée exclusivement cérébrale. Aucune trace de fausse membrane n'existait sur le cordon rachidien, et les symptômes étaient en rapport avec les caractères anatomiques; le délire, la céphalalgie et le coma prédominaient, et l'on n'observait aucun trouble notable des fonctions de la moelle épinière.

Existait-il un rapport appréciable entre la nature des symptômes et la distribution du pus sur les diverses régions du cerveau. Une question de ce genre peut à peine être posée dans l'état actuel de la physiologie; voici le petit nombre de corollaires qui paraissent découler de l'examen des faits sous ce point de vue : le pus dominait à la face supérieure du cerveau dans quatorze cas, neuf d'entre eux ont été foudroyants; il semble que l'exsudation purulente n'ait pas eu le temps de s'étendre davantage; les cinq autres cas ont été remarquables par l'intensité des phénomènes cérébraux; l'affection de la base compte quatre cas rapides et sept autres d'une marche plus lente. Elle se rencontre surtout dans les formes typhoïdes, douloureuses et convulsives; la durée moyenne des lésions du sommet a été de douze jours, celle de la base de dix-sept. On pourrait donc attribuer une acuité plus vive aux affections de la face supérieure du cerveau. Dans trois exemples de forme délirante, on a noté la prédominance du pus à la partie antérieure de l'organe. C'est dans cinq cas de variétés comateuse, convulsive et hectique, que la région postérieure a été surtout atteinte.

Dans trois cas où la voûte à trois piliers a été ramollie jusqu'à la diffluence, le coma a dominé et la vie s'est éteinte en un, trois et six jours. Aucun symptôme particulier n'annonçait la présence du pus dans les ventricules; si cette lésion s'est rencontrée dans quelques méningites foudroyantes et accompagnées d'un coma profond, elle a existé aussi dans la plupart des autres formes. L'apoplexie ventriculaire s'est révélée par des phénomènes caractéristiques. Rien n'indiquait le siége si commun du pus sur la commissure des nerfs optiques. La décoloration fréquente de la pie-mère dépendait certainement du traitement employé. Plusieurs malades portaient continuellement les mains aux parties génitales; l'exsudation existait chez eux sur le cervelet comme sur la moelle; une fois seulement on ne l'a rencontrée que sur le second de ces organes.

La durée moyenne de la maladie a été de onze jours, lorsque la fausse membrane occupait la totalité de la moelle, et de quatorze, lorsqu'elle était limitée à la région inférieure. Ainsi la lésion de la partie supérieure hâterait un peu l'issue funeste. Aucune différence n'a pu être établie pour l'affection des faces antérieure et postérieure. On n'a reconnu que le fait général d'une altération matérielle de la pie-mère rachidienne et d'une perturbation profonde dans les fonctions de la moelle.

5° Dans quarante-six autopsies j'ai constaté 8 fois l'absence de toute lésion de l'*appareil digestif;* 6 fois des entérites villeuses ou de simples injections vasculaires; 10 fois le développement des follicules agminés; 14 fois le développement des follicules isolés; 8 fois la présence simultanée de ces deux lésions; 2 fois seulement des ulcérations de la muqueuse. Ainsi 56 fois sur 46, il y a eu une affection quelconque du tube digestif, et 52 fois elle siégeait dans les follicules. Au premier abord, cette statistique accorde une grande importance aux lésions gastro-intestinales et semble témoigner de l'analogie de la méningite avec la fièvre typhoïde. Mais, avant de tirer aucune conclusion de ces faits, il convient d'en apprécier la nature et l'étendue.

Quatre des huit cas dans lesquels le tube digestif était absolument sain, ont duré de un à six jours; mais les deux autres ne se sont terminés que le vingt-unième et le trente-unième; on ne peut donc attribuer l'absence des altérations intestinales à une mort trop prompte, qui ne leur aurait pas laissé le temps de se manifester.

Les observations d'entérites villeuses, jointes aux précédentes, forment un total de quatorze cas sur quarante-six, dans lesquels la lésion des follicules a manqué. Des injections striées, arborisées, piquetées ou par plaques occupaient diverses régions de l'estomac et des intestins. Trois fois on a constaté la rougeur et l'épaississement de la muqueuse du colon; deux fois quelques ulcérations à la fin de l'iléon ou dans le gros intestin. Les maladies avaient duré de quatre à vingt-neuf et cinquante jours ; durée moyenne quinze jours.

Les plaques elliptiques étaient généralement peu nombreuses ; on en comptait quatre ou cinq au plus aux environs de la valvule iléo-cœcale ; une fois cependant il en existait dix-neuf. Ces plaques, à peine dessinées, nullement saillantes, n'étaient jamais ulcérées, jamais dures et inégales, ou remplies de matière jaunâtre ; on n'observait qu'une légère hypertrophie des follicules agminés, sans altération du tissu. Le temps n'avait point manqué pour le développement de lésions plus graves. Cinq cas s'étaient terminés dans les huit premiers jours, et cinq du douzième au trente-deuxième.

L'éruption des follicules isolés, souvent très-abondante, s'étendait à une grande partie de l'iléon. Mais ces follicules étaient blanchâtres, peu volumineux, jamais ulcérés. Dans dix cas la durée n'a pas dépassé sept jours ; dans quatre elle s'est étendue de vingt à quarante-quatre.

L'altération simultanée des follicules isolés et des plaques n'atteignait pas un plus haut degré de développement ; c'était toujours des lésions commençantes, même quand l'affection avait duré douze, dix-sept, vingt-huit, trente-huit et quarante-quatre jours.

On a rencontré fréquemment du pointillé noir sur la valvule et à la fin de l'iléon. Les invaginations des intestins étaient assez communes. Le tube digestif a souvent contenu des lombrics.

Il résulte de ce qui précède que la lésion du tube digestif, bien que très-fréquente, a été constamment légère, et que jamais les follicules isolés ou agminés n'ont passé par les divers degrés d'altérations qui accompagnent la fièvre typhoïde.

Les vomissements ne correspondaient à aucun état particulier de l'estomac. La diarrhée était entretenue par des altérations peu profondes. L'état du tube digestif n'a point varié suivant les formes ; la méningite typhoïde ne présentait pas une plus abondante éruption de follicules que les autres variétés.

Le foie et la rate n'ont rien offert de particulier. La vessie était habituellement distendue par une grande quantité d'urine jaunâtre et sédimenteuse. Sa membrane muqueuse était rarement blanche, presque toujours elle présentait une très-vive injection.

Les *organes de la respiration* ont été quelquefois le siége d'inflammations méconnues pendant la vie ; on a rencontré cinq pneumonies, une pleurite, un ramollissement de tubercules. Mais les poumons offraient le plus souvent les traces des phénomènes qui accompagnaient l'agonie ; dans plus des deux tiers des cas, la trachée et les bronches étaient remplies d'une écume abondante ; la muqueuse aérienne était injectée, et le parenchyme pulmonaire, rougeâtre ou brunâtre, renfermait une grande quantité de sang.

Une péricardite aiguë, une concrétion cartilagineuse sur l'une des valvules aortiques, quelques hypertrophies, telles sont les altérations présentées par le cœur. Ce qui méritait surtout l'attention dans cet organe, c'étaient les qualités physiques et la distribution du sang. Le cœur était rempli de ce fluide dans ses cavités gauches comme dans les droites. Le sang était presque toujours coagulé ; on n'a recueilli que quatre exemples de liquidité complète ; un caillot décoloré, jaunâtre et dense, formé de couches de diverses nuances et comme tapissé par une séreuse, remplissait chacune des cavités, pénétrait entre les colonnes charnues, adhérait à l'endocarde, se prolongeait en ramifications polypeuses dans l'intérieur des gros vaisseaux.

4°. *Chimie pathologique*. Trois liquides ont été envisagés sous le point de vue de leurs propriétés chimiques : la sécrétion purulente, l'urine et le sang.

L'exsudation jaunâtre présentait tous les caractères physiques du pus; traitée par la potasse ou l'ammoniaque, elle s'est comportée comme ce liquide. Les observations microscopiques répétées à plusieurs reprises avec des grossissements de 250 à 500 diamètres, ont fourni les résultats suivants : globules réguliers, non complétement sphériques, un peu oblongs et aplatis, à surface lisse ou un peu rugueuse, égaux en volume, à bords nets ou légèrement entamés, les uns isolés, les autres agglomérés en petites masses, d'une teinte grisâtre, mesurant sur le micromètre un centième ou un cent-vingtième de millimètre ; corpuscules amorphes, irréguliers, isolés ou réunis en chapelet, dépassant cinq à six fois le volume des premiers globules et ordinairement moins nombreux qu'eux. Une goutte d'ammoniaque faisait-promptement disparaître tous ces corps. Les mêmes phénomènes ont été observés à plusieurs reprises sur de la matière purulente de divers points des centres nerveux. Les globules du sang étaient plus petits, plus ronds, plus réguliers, plus foncés que ceux du pus ; une goutte de sérum étant mêlée au pus, on a facilement distingué les globules des deux espèces. La matière d'un chancre et d'une parotide ancienne offraient des globules plus petits que ceux de la méningite.

L'urine rougissait fréquemment le papier de tournesol, elle ne précipitait pas l'acide nitrique; le sédiment qui se déposait, examiné dans deux cas, était formé d'acide urique.

Le sang des saignées était rarement couenneux ; s'il existait une couenne, elle était mince ; elle se bornait le plus souvent à une simple irisation de la face supérieure du caillot ; la proportion du sérum et des parties solides semblait normale ; ces dernières avaient une consistance assez forte ; dans le cadavre, le sang se faisait remarquer par l'abondance et la densité des caillots fibrineux. L'observation microscopique n'a rien offert de particulier. J'ai examiné avec M. LANGLOIS, professeur de chimie à l'hôpital militaire, et M. VERDIER, aide-major, le sang de plusieurs saignées, en les soumettant aux procédés d'analyse de MM. ANDRAL et GAVARRET. Nous avons obtenu les résultats suivants : *Première expérience* ; troisième saignée, méningite aiguë, deuxième jour ; 1000 parties de sang ont fourni : fibrine 4,60, globuline 154, matière solide du sérum 71,16 (dont matières organiques 67,20 et matières inorganiques 5,96), eau 790,24. *Deuxième expérience* ; première saignée, méningite aiguë, deuxième jour : 1000 parties de sang ont fourni : fibrine 5,90, globuline 155,54 ; matières solides du sérum 79,64 (organiques 72,77, inorganiques 6,87), eau 780,92. *Troisième expérience* ; première saignée, méningite aiguë, deuxième jour ; 1000 parties de sang ont fourni : fibrine, 5,70 ; globuline 145 ; matières solides du sérum 58,50 ; eau 794,80. *Quatrième expérience* ; deuxième saignée, méningite aiguë, troisième jour ; 1000 parties de sang ont fourni : fibrine, 5,65 ; globuline 157,84 ; matières solides du sérum 60,55 ; eau 796,20. La quantité de fibrine s'est tenue dans ces quatre expériences entre 5,70 et 5,65 ; la globuline entre 154 et

143 ; les matières solides du sérum entre 58,50 et 79,64 ; l'eau entre 780,92 et 796,20. Le sang, dans la méningite, a donc été trouvé plus riche en fibrine que le sang normal ; li a présenté surtout une augmentation notable des globules ; c'est là le trait le plus caractéristique qui résulte de de ce petit nombre d'expériences.

V. DIAGNOSTIC ET PRONOSTIC.

Diagnostic. Il est peu de maladies dont les symptômes soient aussi tranchés que ceux de la méningite cérébro-spinale ; aussi le diagnostic de cette affection est-il généralement facile. On peut placer parmi ses caractères essentiels le mélange des symptômes cérébraux et rachidiens, la céphalalgie jointe à la douleur vertébrale, les rapides alternatives de délire, de coma et d'intégrité des facultés intellectuelles, le renversement de la tête et du tronc, l'agitation extraordinaire de tout le corps, l'herpes labialis, l'invasion soudaine, la marche foudroyante et l'issue presque toujours funeste. La connaissance de l'état épidémique détermine promptement la valeur des symptômes ; mais quelque évidents qu'ils soient, une erreur est cependant possible ; il importe donc d'établir le diagnostic différentiel de la méningite et des affections qui ont avec elle quelques rapports. Nous la comparerons à l'encéphalite, à la méningite sporadique, à la fièvre typhoïde et à la fièvre pernicieuse.

On confondra difficilement la lésion de la pie-mère et celle du parenchyme cérébral. Dans la première, c'est une excitation extraordinaire de toutes les fonctions du centre nerveux ; dans la seconde, c'est une affection moins aiguë, plus sourde, plus limitée, aboutissant plus vite à

11

une destruction complète de facultés isolées. L'atrocité des douleurs, les alternatives de délire, de convulsions et de coma contrastent avec la céphalalgie gravative, le délire sourd, l'état obtus des facultés remplacé par un coma profond, les contractures limitées de certains membres et la fréquence de la paralysie. L'existence des phénomènes rachidiens met le dernier trait au diagnostic. L'apoplexie ne ressemble à la méningite que par la soudaineté de l'invasion. Nous avons vu combien il était facile de distinguer ces deux maladies, même quand l'une venait s'ajouter à l'autre (voy. obs. 15). Le délire, le coma, les douleurs, l'agitation terrible ne permettent pas de la confondre avec le tétanos.

La méningite épidémique est-elle identique à la méningite sporadique? Nous croyons qu'il existe entre ces deux maladies des différences nombreuses et essentielles, et que l'affection épidémique ne peut être rattachée à aucune des variétés que l'on comprend sous le nom de méningite sporadique. L'une dépend d'une cause unique et constamment la même, l'autre dérive de causes multiples et variables. Phénomène dominant dans les deux cas, la céphalalgie est plus constante, plus étendue dans le premier ; la douleur se propage plus fréquemment à la partie postérieure de la tête, à tout le rachis et aux membres. L'agitation extraordinaire, les convulsions générales, les contractures de tous les membres, le renversement de la tête et du tronc forment un tableau dont les traits ne se présentent que rarement ou isolément dans l'affection sporadique. La paralysie, si fréquente dans l'une, ne figure dans l'autre que comme une imperceptible exception. Sur soixante-dix-neuf observations de MM. Parent-Duchatelet, Martinet et

ANDRAL, relatives à des adultes , l'intelligence n'est restée intacte que trois fois ; dans l'épidémie , au contraire , l'intelligence est moins constamment lésée et le délire moins tenace. Le mélange des phénomènes cérébraux et rachidiens forme un des signes distinctifs les plus remarquables. Les symptômes gastriques sont plus marqués dans l'épidémie. La circulation plus souvent normale ou ralentie ne présente point les trois périodes indiquées par WHYT ; la fièvre est plus rare et plus tardive. L'herpes labialis , les taches lenticulaires , les pétéchies et les parotides n'ont point été signalés à l'état sporadique. La soudaineté de l'invasion et l'étendue du péril ne sont pas les mêmes. Si dans l'hydrocéphale des enfants le pronostic est plus funeste encore, il est à croire , à défaut de statistique positive , que la méningite purement inflammatoire ne déroge point à la règle générale de la gravité plus grande des épidémies. L'extension de la maladie à la moelle épinière est certainement une des causes qui augmentent le danger dans ce dernier cas. La méningite sporadique est fréquemment chronique, laissant après elle diverses altérations des fonctions cérébrales. L'exsudation purulente de la pie-mère , caractéristique dans l'épidémie , est moins constante dans la méningite ordinaire; on y observe en outre une sécrétion plus abondante de sérosité dans les ventricules , la coexistence fréquente de granulations tuberculeuses , la lésion de l'arachnoïde , l'intégrité de la pie-mère rachidienne. Le développement des follicules isolés et agminés dans l'épidémie , et peut-être l'altération du sang, forment encore un caractère differentiel.

La fièvre typhoïde et la méningite ont régné en même temps ; les différences entre ces deux affections étaient généralement trop tranchées pour qu'il fût possible de les confondre; mais dans un petit nombre de cas les symptômes offraient une grande analogie, et des erreurs ont été commises. Les deux maladies se distinguent dès l'invasion, brusque dans l'une et caractérisée par des phénomènes exclusivement nerveux, moins soudaine dans l'autre et accompagnée de symptômes gastriques. La céphalalgie atroce, la rachialgie, l'expression grimaçante de la face, le renversement de la tête, les convulsions, le délire alternant avec le coma et l'intégrité des facultés, contrastent avec l'expression de stupeur, le délire plus sourd, les douleurs moins aiguës, l'affaissement de l'intelligence, la résolution des membres. La fuliginosité de la langue, la diarrhée, le météorisme de l'abdomen, les hémorrhagies intestinales et buccales au lieu de phénomènes gastriques légers, l'intensité de la fièvre opposée au ralentissement ou à l'état normal de la circulation, les sudamina et les pétéchies aux éruptions vésiculeuses, la diffluence du sang à l'augmentation de la fibrine, la suppuration de la pie-mère à l'altération profonde des follicules intestinaux, tels sont les caractères distinctifs qui d'une manière générale ne permettent point de confondre les deux affections. Le danger n'était point le même; la mortalité de la fièvre typhoïde varie de 20 à 40 sur 100; celle de la méningite est plus défavorable encore.

La promptitude de la mort a fait croire à une fièvre pernicieuse cérébrale, apoplectique ou délirante; l'herpes labialis et le sédiment des urines semblaient en rapport avec cette opinion. Mais les exacerbations de la méningite n'offraient aucun des caractères des accès proprement dits; elles se présentaient sans frissons, sans sueur et sans influence notable sur la circulation; les terminaisons heureuses étaient graduelles et non subites; les lésions anatomiques n'étaient point les mêmes; l'inefficacité du sulfate de quinine complétait le diagnostic différentiel.

Pronostic. La méningite épidemique est une des affections les plus graves que l'on connaisse. Nous avons vu dans la première partie de ce travail que la mortalité s'est élevée entre 52 et 62 sur 100, pour les cas traités en ville, et à 60 et 62 dans les hôpitaux. Une proportion de 60 pour 100 représente avec exactitude la mortalité générale; pour les cas graves seuls, elle est de 70 à 80. L'historique des épidémies de méningite nous a partout montré des résultats analogues. Une pareille statistique a de quoi affliger profondément. Si le nombre des cas était en rapport avec leur gravité, cette maladie dépeuplerait des contrées entières. Elle borne heureusement ses ravages à un petit nombre de victimes. A Strasbourg, la garnison a compté 140 décès et la population civile 90, dont 24 à l'hôpital; en tout 230. L'épidémie n'a eu qu'une faible influence sur la mortalité générale; elle l'a accrue d'environ 4 pour 100; la méningite, malgré le danger dont elle s'accompagne, ne peut être classée parmi *les grandes épidémies.*

Nous ne présenterons ici qu'un court résumé des circonstances qui ont fait varier le pronostic (voy. tabl. 9 à 14).

La mortalité a été la même à toutes les époques de l'épidémie; elle a été plus considérable dans l'enfance que dans l'âge adulte; à dater de trente ans elle s'est accrue dans une effrayante progression; au delà de quarante ans presque tous les cas ont été mortels. Les femmes, moins fréquemment atteintes que les hommes, l'ont été un peu plus gravement.

Les signes fournis par la lésion de la moelle épinière ont toujours été les plus fâcheux. L'existence isolée des phéno-mènes cérébraux était d'un heureux augure.

Les convulsions et le coma étaient plus redoutables que le délire et les douleurs , la rachialgie plus que la céphalalgie. Les douleurs dans les membres n'annonçaient pas un plus grand péril. L'attitude renversée s'observait surtout dans les cas graves. L'apparition des symptômes gastriques n'augmentait généralement pas le danger ; la diarrhée n'a eu une influence fâcheuse que dans la troisième période. La lenteur du pouls était une circonstance défavorable. Les crises ont eu peu d'action. Une éruption vésiculeuse, très-étendue et paraissant du quatrième au sixième jour , offrait quelques avantages. Les pétéchies, les taches lenticulaires et les parotides accompagnaient le plus souvent les cas mortels.

Une diminution prompte des accidents les plus graves était loin d'amener toujours une terminaison heureuse ; la persistance opiniâtre des symptômes avec une intensité moyenne, offrait souvent autant de périls que leur acuité la plus vive ; les rémissions modifiaient peu le pronostic. Le maximum du danger se trouvait dans la première et dans la troisième période. Les prodromes les plus courts précé-daient l'état le plus grave.

Nous avons indiqué dans un tableau les différences de la mortalité suivant les formes ; les méningites foudroyantes , comateuse convulsive et hectique occupent le premier rang pour le danger ; le pronostic le plus favorable appartient aux variétés exclusivement cérébrales.

VI. SIÉGE ET NATURE.

La symptomatologie, l'anatomie pathologique et l'étiologie sont les trois sources auxquelles nous puisons les inductions nécessaires pour résoudre ce problème. La thérapeutique ne nous fournit malheureusement aucun secours pour cette détermination.

Les symptômes indiquent une perturbation profonde des fonctions du cerveau et une affection non moins grave de la moelle épinière. Les lésions anatomiques occupent les organes qui sont le point de départ des symptômes ; cette concordance démontre d'une manière irréfragable que la maladie a pour siége les centres nerveux.

La sécrétion morbide est placée sur la pie-mère, au cerveau comme à la moelle ; elle suit cette membrane jusqu'au fond des circonvolutions ; les ventricules contiennent du pus ; l'arachnoïde est saine ; le parenchyme cérébral et le tissu médullaire n'offrent aucune trace d'altération ; la pie-mère est donc le siége de la lésion caractéristique.

Les symptômes ne peuvent se rapporter à une simple altération de cette membrane ; ils ont évidemment pour cause la perturbation profonde des organes sous-jacents. Ce n'est point par une extension matérielle de la maladie à leur tissu que le cerveau et la moelle ont été lésés ; leur parenchyme semblait à l'état normal ; c'est par une influence dont les traces organiques échappent à nos sens. On comprendrait difficilement que le lacis vasculaire qui tapisse toute leur superficie fût le siége d'une affection aussi grave, sans que les fonctions des centres nerveux fussent vivement troublées. Une simple congestion de la pie-mère suffit pour produire ce résultat. Le travail organique qui formait le pus avait une violence telle qu'il a pu anéantir les fonctions nerveuses avant même la sécrétion de ce produit. Ce travail sécrétoire de la pie-mère persistait pendant un temps

plus ou moins long ; il s'arrêtait et se ranimait ensuite, étendait graduellement la couche purulente à de nouvelles régions, l'épaississait par des formations successives ; ainsi
s'expliquaient les diverses phases de la maladie, l'opiniâtreté
des accidents aigus, les rémissions et les exacerbations, la
recrudescence des symptômes avec leur énergie première. Le
produit morbide lui-même était par sa seule présence une
cause incessante de l'irritation des centres nerveux ; agissant comme corps étranger sur les parties sous-jacentes,
il révélait son influence dans la forme chronique par l'opiniâtreté des symptômes d'une médiocre intensité. La fausse
membrane a-t-elle agi par compression sur le cerveau et
sur la moelle ? Je pense que la compression n'a dû jouer
dans la méningite qu'un rôle fort restreint ; la couche purulente était généralement très-mince, et l'on n'observait
guère de symptômes en rapport avec cette cause ; la paralysie était rare, le coma n'avait aucune permanence, il
était même moins fréquent dans la seconde et la troisième
période que dans la première. Cependant les fausses membranes étaient quelquefois tellement épaisses et abondantes
qu'on ne peut rejeter d'une manière absolue ce genre d'influence.

Le problème de la nature de la maladie n'est point sus-
ceptible d'une démonstration aussi rigoureuse que la question du siége ; ce point est trop souvent l'écueil des théo-
ries médicales. Si le génie inflammatoire est indiqué par
l'anatomie pathologique, par la présence d'un véritable
pus sur la pie-mère, par la richesse du sang en fibrine, par
l'acuité même des symptômes, il n'en est pas moins certain que l'inflammation seule n'est pas le dernier mot du
problème, et qu'il y a autre chose qu'une simple phleg-

masie dans la méningite épidémique. Une cause spéciale la fait naître et lui imprime un cachet particulier ; elle présente plusieurs des caractères qui appartiennent aux affections miasmatiques ; elle s'accompagne d'exanthèmes remarquables, d'une éruption vésiculeuse presque pathognomonique, de taches lenticulaires, de pétéchies et même de parotides ; les fonctions nerveuses sont profondément altérées ; la globuline du sang paraît augmentée comme au début des fièvres essentielles ; l'autopsie décèle ce développement des follicules intestinaux si commun dans les maladies miasmatiques. Les faits principaux semblent se réunir pour attester l'existence d'une inflammation spécifique, d'une intoxication miasmatique, d'une espèce de typhus cérébral produit par un miasme dont l'action élective se porte sur la membrane vasculaire qui tapisse toute l'étendue des centres nerveux.

VII. TRAITEMENT.

La triste statistique de l'épidémie a donné la mesure des ressources de la thérapeutique ; nous ne chercherons point à pallier cette vérité pénible. Trop souvent en lisant l'histoire du traitement des maladies les plus meurtrières, on est rassuré et consolé par les réflexions de l'auteur sur la valeur des différents remèdes ; toutes les médications ont été passées en revue, chacune d'elles a eu ses applications heureuses ; on serait tenté de s'applaudir de la puissance de l'art, si l'on oubliait qu'il existe une contradiction flagrante entre cette appréciation optimiste et les tables de la mortalité. Il est essentiel que le médecin ne s'abuse pas sur la gravité des maux qu'il a à combattre et sur l'efficacité des moyens dont il dispose.

Quatre indications principales se présentent dans la méningite : prévenir la formation du miasme et le détruire lorsqu'il s'est produit; arrêter le travail inflammatoire qui se développe à la surface du centre cérébro - spinal ; combattre l'élément nerveux de la maladie ; calmer les symptômes que fait naître la présence de l'exsudation morbide ; déterminer la résorption du pus.

La première de ces indications comprend le traitement prophylactique. Empêcher le développement d'une maladie aussi meurtrière, est certainement le point capital ; ce but n'est point au-dessus de nos efforts. La méningite n'est point le résultat d'une constitution atmosphérique spéciale, elle est le produit de conditions que l'homme fait naître et qu'il peut modifier ou détruire. Les principales épidémies modernes ont eu leur point de départ dans la population militaire, et l'encombrement paraît surtout leur avoir donné naissance. On s'attachera à faire disparaître cette cause, à diminuer les fatigues des soldats, à améliorer leur régime ; on prescrira l'évacuation totale ou partielle de la caserne, qui est le foyer de la maladie ; cette mesure a été suivie d'heureuses conséquences à Versailles et à Strasbourg. Dès que quelques cas de méningite cérébro-spinale se seront manifestés, les médecins les signaleront à l'attention de l'autorité supérieure, et demanderont l'application immédiate des mesures de précaution qu'indique l'hygiène générale.

Le miasme une fois produit, on ne possède aucun moyen particulier de le détruire; lorsqu'il s'est introduit dans l'organisme, aucun spécifique ne peut neutraliser son action. Comme dans toutes les maladies miasmatiques, on est sans pouvoir sur la cause, ce sont les effets qu'il faut combattre. C'est à l'aide des ressources ordinaires de la thérapeutique que l'on remplit les diverses indications que nous avons posées. Nous allons passer en revue les principales médications auxquelles on a eu recours.

1° *Les émissions sanguines* ont fait la base du traitement ; elles ont été employées comme moyen principal dans la plupart des épidémies de méningite. On a mis en usage les saignées du bras, les saignées de la veine jugulaire et de l'artère temporale, les applications de sangsues et de ventouses scarifiées. On a pratiqué, suivant les cas, de 1 à 4 saignées générales de 350 à 500 grammes, appliqué de 50 à 200 sangsues, de 8 à 24 ventouses scarifiées ordinaires, de 30 à 150 ventouses au scarificateur allemand. L'artère temporale et la veine jugulaire n'ont été ouvertes que par exception ; le plus souvent c'étaient les veines du bras. Les sangsues ont été placées aux tempes, aux régions jugulaires et mastoïdiennes, à la nuque ; les ventouses scarifiées sur toute l'étendue de la colonne vertébrale. Tantôt les saignées générales étaient pratiquées les premières, et l'on avait ensuite recours aux sangsues et aux ventouses ; tantôt les émissions sanguines locales précédaient, et la saignée n'était faite que pendant la réaction ; le plus souvent tous ces moyens étaient employés à la fois. La médication antiphlogistique a été mise en usage avec une constance et une énergie que justifiaient les cruelles douleurs des malades et l'imminence du péril.

Sur 46 individus qui ont succombé, 2 ont été saignés quatre fois, 6 trois fois, 14 deux fois, 19 une fois, 5 (dont 2 enfants) n'ont pas eu de saignées générales ; 2 malades ont eu plus de 200 sangsues ; 14 de 100 à 200 ; 18 de 50 à 100 ; 12 au-dessous de 50 : total environ 75 saignées et

5200 sangsues ; 1,58 saignées et 70 sangsues pour chaque individu mort. Sur les 55 malades qui ont guéri, 1 a été saigné quatre fois, 7 trois fois, 16 deux fois, 10 une fois, 1 n'a pas eu de saignée générale; 7 ont eu entre 100 et 200 sangsues, 15 entre 50 et 100, 15 moins de 50 : total 67 saignées et environ 2000 sangsues ou 1,91 saignées et 57 sangsues pour chaque malade guéri, sauf les erreurs inévitables qui ne laissent à ces calculs qu'une valeur approximative. A la clinique de M. FORGET, 19 malades qui ont succombé ont eu 56 saignées générales, 1708 sangsues, 617 ventouses ; en moyenne 1,80 saignées, 85 sangsues, 30 ventouses ; 15 individus qui ont guéri, ont eu 26 saignées, 1504 sangsues, 560 ventouses ; en moyenne 2 saignées, 100 sangsues, 27 ventouses.

Les saignées générales ont été plus nombreuses pour les individus qui ont guéri que pour ceux qui ont succombé. Cette différence s'explique par la durée plus longue de la maladie chez les premiers et par le développement du mouvement fébrile ; dans les cas funestes la mort était prompte ; l'absence de réaction indiquait plutôt les saignées locales que la phlébotomie.

Quelle a été l'influence de la médication antiphlogistique ? La statistique de l'épidémie a donné une réponse péremptoire. Tous les malades ont été soumis à divers degrés aux émissions sanguines, et la mortalité s'est élevée presque aux deux tiers ; certes un pareil résultat ne laisse aucun doute sur l'insuffisance générale du traitement par les saignées ; examinons sa valeur dans les détails.

Les émissions sanguines ont été pratiquées dès le début et à haute dose pour étouffer la maladie dans son germe. Les chirurgiens des régiments étaient sur leurs gardes, les militaires, avertis par le funeste sort de leurs camarades, venaient souvent dès les premières atteintes s'offrir d'eux-mêmes aux secours de la médecine. Malgré les saignées immédiates et copieuses, la méningite suivait son cours et les frappait mortellement. On a vu dans l'histoire des formes plusieurs exemples remarquables de cette impuissance absolue du traitement antiphlogistique. On aurait fait périr les malades exsangues plutôt que de mettre un terme à cette cruelle affection. La méningite ne pouvait être *jugulée,* les guérisons brusques n'appartiennent qu'aux cas légers; malgré les efforts les plus énergiques, dans tous les cas graves, les terminaisons heureuses n'étaient achetées qu'au prix d'une longue convalescence.

Les saignées générales ou locales ont toujours été prescrites dans la première période, malgré la lenteur du pouls et l'état normal de la température. Les sangsues et les ventouses ont précédé la phlébotomie quand la dépression nerveuse était trop profonde. Dégager les centres nerveux, prévenir le travail inflammatoire, calmer les douleurs atroces des malades et leur inexprimable agitation, tel était le but que l'on se proposait et que rarement on parvenait à atteindre. Quelquefois cependant le pouls se relevait après les premières saignées; on obtenait une rémission, on avait favorisé le développement de la réaction. Pendant cette seconde époque de la maladie, le mouvement fébrile appelait de nouveau les émissions sanguines, et on persévérait dans leur emploi. Alors les chances de guérison augmentaient, mais trop souvent encore les saignées les plus copieuses restaient sans effet. Pendant la troisième période la faiblesse des malades contre-indiquait les émissions sanguines, qui parfois encore semblaient appelées par l'acuité des douleurs;

on n'y avait recours que par exception lorsque les phénomènes morbides se réveillaient avec tant de force qu'il fal-
lait à tout prix parvenir à les calmer.

Les douleurs étaient rarement diminuées par les émissions sanguines ; le délire s'apaisait plus facilement, le
coma faisait place à un retour incomplet de la connaissance ; les convulsions ne cessaient pas ou étaient rempla-
cées par un collapsus précurseur de la mort. La réaction
fébrile était parfois diminuée, mais souvent aussi on lui
imprimait un caractère typhoïde.

Nier d'une manière absolue l'utilité des émissions sanguines, ce serait tomber dans une exagération aussi fâcheuse que la confiance illimitée en l'emploi de ce moyen.
Les faits donneraient un démenti à cette proscription in-
juste. Il est un certain nombre de cas dans lesquels les saignées appliquées au début et dans les deux premières périodes ont amené les guérisons les plus heureuses. Nous pour-
rions ajouter plusieurs exemples de succès à ceux que l'on
a vus plus haut. Malgré l'inefficacité trop fréquente des
saignées, elles nous ont encore rendu, dans cette triste
épidémie, plus de services réels que les autres médications.

Il existait quelques différences entre la valeur des saignées générales et locales ; les premières offraient peu d'a-
vantage avant la réaction, elles affaiblissaient sans soulager;
les secondes étaient alors préférables. L'application des
ventouses scarifiées sur le rachis, peu efficace contre les convulsions, réussissait plus souvent à calmer les douleurs.

L'emploi de ces moyens a été secondé par une diète sévère, par l'usage des boissons rafraîchissantes et des lavements émollients. A la fin de la seconde période on a pu

accorder aux malades quelques aliments légers, malgré la persistance de symptômes nerveux assez graves.

2° Les *réfrigérants*, glace et compresses imbibées d'eau froide sur la tête, ont eu généralement peu d'avantage. On les a employés dès le début et surtout pendant la réaction. Ce moyen ne calmait ni les douleurs ni le délire; beaucoup de malades s'en plaignaient et se refusaient à son application.

3° Les *mercuriaux*, dont l'usage est si généralement adopté aujourd'hui dans le traitement des inflammations et particulièrement contre celles qui occupent les membranes séreuses, ont été employés à haute dose dans un grand nombre de cas de méningite. Des frictions avec 10. ou 50 grammes d'onguent mercuriel par jour ont été faites sur le cuir chevelu, sur les cuisses, aux aisselles, le long de la colonne vertébrale; le calomel en même temps était administré à l'intérieur. Dans trois cas, dont un mortel, la salivation s'est produite. Malgré l'élévation des doses et la constance de l'application, cette médication est généralement restée impuissante. C'est à peine si deux ou trois malades ont présenté l'exemple de son heureuse influence.

4° Les *révulsifs cutanés* ont été mis en usage dans la plupart des cas; des sinapismes et des vésicatoires ont été placés sur les extrémités supérieures et inférieures, à la nuque, le long du rachis, sur le crâne préalablement rasé. On a prescrit jusqu'à six à huit vésicatoires d'un grand diamètre au même individu; on y a eu recours dans toutes les périodes, après les émissions sanguines, ou concurremment avec elles; on n'en a point retiré d'avantage évident. Ces révulsifs augmentaient souvent les douleurs sans procurer la diminution d'aucun symptôme.

5° Le *tartre stibié à haute dose* (de 0,50 à 0,60, associé à 0,05 d'opium), a été administré dès le début à douze malades choisis parmi les plus gravement atteints ; huit d'entre eux ont succombé ; cette mortalité s'explique en partie par le choix même des sujets et par l'époque de l'emploi du remède, au moment du maximum du danger ; mais elle n'en est pas moins une preuve sans réplique de l'inutilité de cette médication. On ne distinguait point les effets de l'émétique au milieu du trouble extraordinaire de toutes les fonctions ; les symptômes n'étaient nullement modifiés. Dans deux cas cependant l'émétique a manifestement exercé une influence heureuse.

6° Les *purgatifs* ont été prescrits dans la vue d'opérer une révulsion sur le tube intestinal, et de combattre la constipation opiniâtre des premiers jours ; on les a principalement administrés à la fin de la première et pendant la seconde période. J'ai employé le calomel à la dose de 0,20 à 1,50, seul ou associé au jalap. Son usage a été continué de quatre à douze jours. L'huile de croton tiglion a été donnée à la dose de deux ou trois gouttes dans quatre cas de la plus haute gravité. On a souvent eu recours aux lavements laxatifs et purgatifs.

Rarement cette médication a exercé une influence utile ; elle ne calmait point l'acuité des symptômes, et n'abrégeait pas la marche de la maladie. Sur 25 cas dans lesquels j'ai mis en usage les purgatifs, 15 ont été heureux et 12 mortels ; cette proportion avantageuse s'explique par l'époque de leur administration, du sixième au dixième jour. Lorsque la terminaison était favorable, on ne voyait pas d'une manière distincte la part qu'ils avaient prise au succès. C'était un moyen accessoire, utile, quand on l'employait avec réserve, pour mettre un terme à la constipation, mais incapable de déplacer le mal par l'effet de la révulsion. Dans plusieurs cas même les purgatifs ont eu des inconvénients sérieux ; ils ont donné naissance à une diarrhée rebelle, qui devenait elle-même un danger. L'anatomie pathologique, cependant, ne justifie pas tous les reproches qu'on leur a adressés ; les lésions gastro-intestinales ont été légères et rares, même chez les malades qui avaient pris du calomel ; un seul des deux cas d'ulcération appartenait à un sujet traité par ce moyen, et encore la liaison de cette altération à une affection générale des follicules permettait-elle de douter que le médicament fût sa véritable cause.

7° *Opium*. SYDENHAM a vanté les heureux effets de l'opium dans certaines affections cérébrales, à la suite des émissions sanguines ; il a fait usage de ce médicament (*largiori paulo dosi*[1]) dans les fièvres continues fréquemment compliquées de frénésie, des années 1661 à 1664. L'opium a été employé dans quelques épidémies de méningite modernes, on y a eu recours à Strasbourg, à Avignon et en Italie.

M. FORGET a administré l'opium dans sept cas, dont quatre ont été heureux et trois mortels. Après avoir combattu la maladie à son début par des saignées abondantes et fait tomber la réaction, il a prescrit le narcotique, lorsque la céphalalgie, le délire et les spasmes persistaient encore avec beaucoup de violence ; deux fois il en a fait usage dès le cinquième et le septième jour. La dose quotidienne ne dépassait pas 15 grammes de sirop, ce qui équivaut à un demi-grain d'opium ou 0,025. Le plus souvent tous

---

[1] Voy. SYDENHAM, OPERA MEDICA, t. Ier, p. 40.

les phénomènes fâcheux disparaissaient comme par enchantement. Ce médicament était surtout utile dans les cas de vive exaltation nerveuse.

M. Chauffard, d'Avignon, a signalé les avantages de l'opium à haute dose, dans un travail intitulé : *Mémoire sur les cérébro-spinites qui ont régné en 1840 et 1841 à Avignon, et qu'il a fallu traiter par l'opium*[1]. Après avoir reconnu l'inefficacité de toutes les médications ordinairement dirigées contre la méningite, ce médecin eut l'heureuse inspiration de recourir à l'opium à dose élevée. Le jour où ce médicament, non employé dans l'épidémie de 1840 et au commencement de celle de 1841, fut mis en avant, la mortalité fléchit et les guérisons devinrent d'autant plus nombreuses que l'on était plus hardi dans l'administration du remède. L'opium était prescrit dès les premiers symptômes ; on l'associait rarement à la saignée, quelquefois au quinquina ; on éleva la dose jusqu'à 0,50 à 0,40 par jour. Grâce à ce médicament on sauva *au moins la moitié* des malades gravement atteints, et on calma les angoisses de ceux que l'on ne put guérir. C'était au plus une mortalité de 50 p. 100.

En 1840 et 1841, un *typhus convulsif épidémique*[2], ayant la plus grande analogie avec la méningite cérébro-spinale, a ravagé les provinces méridionales de l'Italie. L'opium employé à assez haute dose, suivant les médecins italiens, n'a été d'aucun secours. Un seul d'entre eux reconnaît un remède souverain dans la morphine et non dans l'opium ; encore n'a-t-il fait qu'un petit nombre d'expériences et à la fin de l'épidémie.

J'ai admistré l'opium dans seize cas, jamais à haute

[1][2] Revue médicale de Paris, numéros de mai et de juin 1842.

dose, mais dans une proportion un peu plus forte qu'à la clinique de la faculté, 0,05 d'extrait gommeux d'opium, 0,03 à 0,05 d'acétate de morphine. Sur ces seize malades, dix ont succombé, trois d'entre eux se trouvaient déjà dans un état désespéré et doivent être rayés du calcul ; il reste donc sept morts et six guérisons. Chez trois malades qui ont succombé en trois, onze et douze jours, l'opium ou la morphine avaient été prescrits les deuxième, cinquième et sixième jours. Chez les autres, l'administration n'a jamais été faite avant le dixième jour, toujours une médication antiphlogistique très-énergique avait précédé l'emploi de ce moyen. La statistique de ce petit nombre de faits n'est point favorable à l'opium à dose ordinaire, c'est au moins une mortalité de 55 sur 100. Dans le détail des observations, je lui ai rarement reconnu une influence heureuse. J'ai plusieurs fois essayé de calmer le délire et surtout les douleurs par l'opium ou la morphine, le plus souvent les symptômes persistaient.

Quelle est donc la valeur de l'opium dans le traitement de la méningite? Ce médicament est appuyé par des autorités imposantes, son utilité paraît réelle; l'opium à haute dose surtout, a rendu d'incontestables services ; nous regrettons vivement de n'en avoir pas fait usage sous cette forme ; mais il ne faut pas s'exagérer l'importance de cette conquête nouvelle de la thérapeuthique, ou plutôt comme on l'a dit, de cette rénovation heureuse. Sur les sept malades de la clinique médicale de Strasbourg, trois ont péri, c'est une mortalité de 43 sur 100. Le traitement par l'opium à faible dose avait été commencé au plus tôt les cinquième et septième jours ; or, déjà à cette époque les chances fatales ont de beaucoup diminué ; à l'hôpital militaire sur 137 malades qui ont dépassé le cinquième jour, il y a eu 66 décès et 71 guérisons ou 48 décès sur 100, c'est une mortalité qui diffère très-peu de la précédente. L'opium à dose ordinaire nous a paru d'une utilité médiocre; à haute dose, il a échoué en Italie. M. Chauffard déclare avoir sauvé au moins la moitié des malades les plus gravement atteints, c'est toujours une mortalité de près de 50 pour 100. Certes, d'une manière comparative ce résultat est avantageux, mais d'une manière absolue, combien n'est-il pas affligeant encore ! L'opium est resté impuissant dans près de la moitié des cas ; on ne peut considérer comme véritablement spécifique une médication qui laisse une si large part au fléau. Je doute qu'elle réalise toutes les espérances que de premiers succès ont fait naître.

8° *Le sulfate de quinine* a été employé à diverses époques de la maladie, concurremment avec les autres médications, chez dix-huit malades dont dix ont succombé.

Administré dès le début, à la dose de 1 gramme à 1,50, dans les formes foudroyantes et comateuses convulsives, avant toute réaction, il n'a jamais prévenu le développement de la méningite. Il est encore resté sans puissance entre les exacerbations qui se manisfestaient si fréquemment dans le cours de la seconde période; prescrit à la dose de 0,50 à 1 gramme pendant la rémission, il n'a jamais empêché le retour du redoublement ni diminué d'une manière notable sa violence.

L'application heureuse de ce médicament ne s'est rencontrée qu'à une époque plus avancée. Lorsque les phénomènes cérébro-rachidiens avaient perdu de leur acuité et que le malade touchait à la convalescence, on a vu plusieurs fois se développer des accès vraiment intermittents, avec frissons et sueurs et accompagnés de quelques-uns des symptômes de la méningite; c'est alors que le sulfate de quinine a rendu de véritables services en mettant promptement un terme à cette nouvelle complication et en arrêtant peut-être la recrudescence de la maladie principale.

L'acétate d'ammoniaque, le vin, le camphre et le musc ont été employés sans aucun succès, dans un petit nombre de cas pendant la troisième période.

On a eu recours aux toniques à la fin de la maladie et pendant la convalescence pour ranimer l'énergie vitale épuisée. L'extrait de quinquina et le sulfate de quinine ont été associés à une alimentation graduellement réparatrice. Le sentiment de la faim reparaissait promptement chez les malades et il eût été dangereux d'insister trop longtemps sur une abstinence rigoureuse. Un régime alimentaire convenable constituait la plus efficace des médications toniques.

Nous venons de passer en revue tous les moyens employés contre la méningite; voici de quelle manière ils étaient associés. La scène était ouverte par les émissions sanguines générales et locales, successivement ou à la fois; en même temps on avait recours à l'émétique à haute dose ou aux mercuriaux; les saignées étaient continuées dans la seconde période; les purgatifs et les révulsifs cutanés étaient mis en usage; l'opium et le sulfate de quinine venaient se joindre à ces premiers moyens et étaient encore administrés dans la troisième période. Les toniques accompagnaient l'alimentation de la convalescence (voyez les observations rapportées à l'histoire des formes).

Nous avons apprécié l'influence du traitement employé à Strasbourg dans la méningite cérébro-spinale. Si cette cruelle maladie devait reparaître, quels seraient les moyens

que l'expérience des épidémies passées recommanderait à
la pratique médicale? L'observation a démontré l'inefficacité des mercuriaux, des purgatifs, des antipériodiques, des
révulsifs cutanés comme méthodes générales ; elle ne laisse
une valeur positive, mais dans des limites restreintes, qu'aux
émissions sanguines et à l'opium à haute dose. Plaise à Dieu
que l'occasion ne se représente plus de renouveler ces tristes
expériences ! Que l'insuffisance de la thérapeutique ait au
moins son côté utile, en démontrant que l'on doit surtout
s'attacher à prévenir le développement des épidémies de ce
genre.

FIN.

TABLE DES MATIÈRES.

FIN DE LA TABLE DES MATIÈRES.

www.ingramcontent.com/pod-product-compliance
Ingram Content Group UK Ltd.
Pitfield, Milton Keynes, MK11 3LW, UK
UKHW021636170726
13836UKWH00005B/2224